DIE
KNEIPP-
WASSERTHERAPIE

PRAKTISCHE ANLEITUNGEN
DR. MED. ROBERT M. BACHMANN
GERMAN M. SCHLEINKOFER

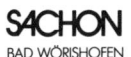

BAD WÖRISHOFEN

Die Verfasser

Dr. med. Robert Michael Bachmann
Arzt für Allgemeinmedizin, Badearzt, Naturheilverfahren

German M. Schleinkofer
Fachlehrer an der Seb.-Kneipp-Schule, Bad Wörishofen,
für die Bereiche Kneipp- und med. Bademeister und med. Fußpflege.

1. Auflage: 1987
2. Auflage: 1989

CIP-Kurztitelaufnahme der Deutschen Bibliothek

Bachmann, Robert M.:
Die Kneipp-Wassertherapie: prakt. Anleitungen
Robert M. Bachmann; German Schleinkofer. —
Mindelheim: Sachon, 1987
ISBN 3-923493-35-5

NE: Schleinkofer, Germann

© Alle Rechte bei Verlagsbuchhandlung für Gesundheit W. P. Sachon KG,
Bad Wörishofen
Illustrationen und Umschlag: Rainer Kaiser, Grafik-Designer, Augsburg
Druck: Druckerei H. Mühlberger, Augsburg
Printed in Germany 1989

INHALTSVERZEICHNIS

VERWENDETE SYMBOLE

 = RUHE WÄHREND ODER NACH
DER ANWENDUNG

 = BEWEGUNG NACH
DER ANWENDUNG

 = REIZSTÄRKE VON WASSER-
ANWENDUNGEN

      ◊ schwacher Reiz
    ◊◊ mittlerer Reiz
  ◊◊◊ starker Reiz

DIE
KNEIPP-
WASSERTHERAPIE

UNSER LIEBER HERRGOTT
HAT UNS MIT DEM KÖRPER
AUCH DIE PFLICHT AUFERLEGT,
FÜR DIESEN ZU SORGEN.

(Sebastian Kneipp)

DIE KNEIPP-THERAPIE

Die Kneipp-Therapie in der Kur und zu Hause, oder: Warum ist die Physiotherapie nach Kneipp aktueller denn je?

Unter der *Kneipp-Therapie* versteht man ein nach ihrem Urheber (Sebastian Kneipp, geb. am 17. Mai 1821 in Stephansried, gest. am 17. Juni 1897) genanntes Therapie-Konzept, das nicht nur wissenschaftlich fundiert ist, sondern auf über 100 Jahre segensreiche Anwendung zurückblicken kann. Innerhalb der Medizin (Gesamtmedizin = Schulmedizin und Naturheilverfahren) hat es zwischenzeitlich einen festen und anerkannten Platz erreicht.

Die ineinandergreifenden Einzelkomponenten (sogenannte Säulen) dieses ganzheitlichen Therapiekonzeptes für den Bereich der Vorbeugung, der Nachbehandlung und weite Bereiche der Behandlung akuter Krankheitsbilder sind:

1. Ordnungstherapie
2. Ernährungstherapie
3. Bewegungstherapie
4. Hydrotherapie (Wasserheilkunde)
5. Phytotherapie (Kräuterheilkunde)

Die hauptsächlichen Krankheitsanzeigen (Indikationen) sind Zivilisationskrankheiten, Erschöpfungszustände, alltägliche Befindlichkeitsstörungen, Kopfschmerzen, Abgeschlagenheit etc. und sogenannte funktionelle Krankheitsbilder, das heißt solche, bei denen keine oder noch keine organische Störung und Organveränderung nachweisbar sind. Daraus ist ersichtlich, warum jeder Kneipp-Behandlung eine ausführliche Konsultation sowie Diagnostik durch den anwendenden Arzt vorausgehen muß!

Nicht mehr angezeigt sind Kneipp'sche oder sonstige naturheilkundliche Behandlungsmethoden dort, wo schwerwiegende Infektionskrankheiten und operationsbedürftige Krankheitsbilder vorliegen. In vielen Fällen können jedoch Kneipp'sche Anwendungen als Hilfsmethoden wirksam eingesetzt werden (bei Fieberzuständen z.B. Wadenwickel und Serienwaschungen). Hier ist ebenfalls eine genaue Rücksprache mit dem behandelnden Arzt erforderlich.

Im Bereich der Wassertherapie gibt es über 120 verschiedene Anwendungen, die am besten unter fachkundiger Anleitung individuell verabreicht werden (z.B. während der Kur); sie können dann zu Hause nach entsprechender Unterweisung im Bedarfsfalle oder im Sinne eines alltäglichen Gesundheitsprogrammes fortgeführt werden. Diese Möglichkeiten der häuslichen Anwendbarkeit sind einzigartig in der Kneipp-Therapie und führen nach einer mittelfristigen Anwendung zur Besserung vieler Krankheitsbilder, Zunahme der alltäglichen Leistungsfähigkeit und einem erheblichen Anstieg der Lebensfreude und Lebensqualität!

Während viele Methoden und Therapieformen der heutigen modernen Medizin gegen Krankheiten bzw. deren Symptome gerichtet sind, versucht die naturgemäße Kneipp'sche Lebensweise Gesundheit wiederherzustellen oder dadurch zu erhalten, daß den Krankheiten der Boden entzogen wird, auf dem sie wachsen können.

Gesundheitliche Qualität läßt sich, durch die Erfahrungen vieler hunderttausend Patienten belegt, dadurch weitestgehend bewahren. (Es ist nicht nur die Frage, wie *alt* wir werden, sondern *wie* wir alt werden.)

Sog. *Verschleißerscheinungen* (z.B. am Bewegungsapparat, Herz-Kreislaufsystem) können kaum rückgängig gemacht werden, die tägliche Praxis zeigt jedoch, daß man durchaus die Gangart des Verschleißes verlangsamen, schmerzhafte Begleiterscheinungen (Entzündungen, Verspannungszustände usw.) lindern und Restfunktionen erhalten und verbessern kann.

Ein überragender Effekt Kneipp'scher Gesundheitspflege ist mit dem früher verwendeten Begriff der ‚Abhärtung' gekennzeichnet. Die moderne Medizin konnte nachweisen, daß durch alle Einzelkomponenten (= 5 Säulen) der Kneipp-Therapie die Streßtoleranz ganz allgemein erheblich erhöht wird — schädliche Streßreize werden vom körperlichen, geistigen und seelischen Gesamtsystem besser vertragen! Das Immunsystem wird kräftiger, die allgemeine Abwehrkraft sowohl gegen Umweltreize (z.B. Wetter) steigt ebenso wie die Kraft, sich mit Infektionsträgern (Bakterien, Viren) erfolgreich auseinanderzusetzen. Weder Naturheilkunde noch Schulmedizin vermögen derzeit die Ursache von Krebsgeschehen nachweislich in der Entstehung zu verhindern. Jeder Patient, ob nun schwerkrank oder gesund, kann jedoch eine relative Verbesserung der Abwehrfähigkeit und Lebensqualität durch ausgewählte Verfahren aus der Kneipp'schen Hydrotherapie erreichen.

Die 5 Kneipp'schen Wirkprinzipien

ORDNUNGSTHERAPIE

Dauernde Unterforderung sowie dauernde Überforderung stellen in höchstem Maße krankheitsbegünstigende Situationen dar (A-Streß bis Over- bzw. Dis-Streß). Der Wechsel zwischen Aktivität (Lebensreiz) und nachfolgender Zeit als Ruhe (Reiz — Reizbeantwortung = Reaktion) ist eines der Kriterien für Leben, also ein wesentliches Lebensordnungsprinzip. Die auf den Körper oder die Psyche einwirkende Reizstärke ist wichtig und muß sich an der jeweiligen Belastbarkeit des Patienten orientieren. Sie soll nicht zu klein und darf nicht zu groß sein.

Sog. zeitordnende Rhythmen (Chronobiologie) zwischen den Zuständen Schlaf/Wachsein, Leistung/Erholung stellen ein relativ sicheres Terrain für gesundheitliche Stabilität dar. Die Ordnungstherapie ist somit ein den anderen therapeutischen Prinzipien übergeordnetes, sie übergreifendes System, welches in enger Nachbarschaft zur Psychosomatik zu sehen ist. Beispiele einer zeitordnenden, zur Ruhelage und Beruhigung hinführenden Therapie sind Autogenes Training, Yoga, Atemtherapie sowie bestimmte Meditationsformen und z.B. auch Ausdauertraining. Diese Methoden können daher auch hervorragend in ein Kneipp'sches Konzept eingebaut werden.

ERNÄHRUNGSTHERAPIE

Die Ernährungstherapie soll unter spezieller Berücksichtigung vorhandener ernährungsabhängiger Krankheiten (z.B. Gicht, Diabetes mellitus, Adipositas) den Stoffwechsel entlasten und in einer zeitgemäßen Vollwertkost dem Körper alle notwendigen Nahrungsbestandteile in der richtigen Zusammensetzung nach schonender Zubereitung zuführen. Dadurch ist die Versorgung des Körpers mit Mineralien, Spurenelementen und Vitaminen gewährleistet. Genußgifte sollen weitestgehend ausgeschaltet, ggf. nicht überdosiert oder zumindest zur richtigen Tageszeit nach Rücksprache mit dem Arzt genommen werden. Zeitweilige Entlastung des Stoffwechsels (Fasten, Obst-, Reis-, fleischlose Tage) verbessert die allgemeine Abwehr, wirkt krankheitsvorbeugend und stärkt die Psyche.

BEWEGUNGSTHERAPIE

Sie soll aktiv dem krankmachenden Bewegungsmangel entgegenwirken (z.B. Ausdauersportarten), passiv beispielsweise durch Massagen reflektorische Verspannungszustände lösen oder gezielt bestimmte Organe in ihrer Leistungsfähigkeit verbessern (z.B. durch Reflexzonentherapie, Bindegewebemassage).

HYDROTHERAPIE

Wasser als Träger von Temperatur-, chemischen, mechanischen oder elektrischen Reizen soll den Organismus zu sinnvollen positiven, ordnenden und somit heilenden Reaktionen veranlassen, mit dem Ziel einer vegetativen Stabilisierung und Erhöhung der allgemeinen Widerstandslage (körperlich und geistig-seelisch).

PHYTOTHERAPIE

Sie ist weder identisch mit Homöopathie noch mit einer unzeitgemäßen Phyto-Romantik, sondern soll ohne Verzicht auf notwendige moderne Arzneizubereitungen möglichst im Sinne eines Einspareffektes (z.B. bei Psychopharmaka, sog. Tranquillanzien, Schmerz-, Schlaf-, Abführmitteln) genutzt werden oder als Badezusatz über Haut oder Lunge (Inhalationen, auch als Dämpfe) eine nebenwirkungsarme bzw. -freie therapeutische Alternative anbieten. Gezielt angewandt können auch Organe gekräftigt und stabilisiert (Herz/ Weißdorn) oder entlastet werden.

DIE KNEIPP'SCHEN WASSER-ANWENDUNGEN

Allgemeine Vorbemerkungen zur Hydrotherapie

Die hydrotherapeutischen Anwendungen (Wassertherapie) verstärken die vegetative Regulationsfähigkeit und Stabilität und verbessern somit die meisten sog. ,,funktionellen'' Krankheitsbilder, psychovegetative Erschöpfungszustände (Revitalisierung) und vermögen ggf. Organstörungen zur Abheilung zu bringen oder zu verhindern.

Es werden meist Wasserreize nach einem bestimmten Schema und genau dosiert verabreicht, wobei selbst beim kalten Wasser nie die bloße Kälteentwicklung das Ziel der Bemühungen ist, sondern immer das Erreichen körpereigener Wärme bzw. Regulierungen im Wärmehaushalt (z.B. wichtig bei rheumatischen Erkrankungen, niederem Blutdruck, Infektanfälligkeit).

FÜR DIE REIZSTÄRKE GILT:
— kleine Reize entfachen die Lebensfunktionen
— gut dosierte, mittlere Reize kräftigen/fördern
— übergroße Reize schaden

Warmes Wasser hat primär einen beruhigenden Effekt (z.B. warmes Wannenbad). Bei Übertreibung (zu hohe Temperatur oder zu lange Badedauer) kann es jedoch auch den gegenteiligen Effekt bewirken (Aufgeregtheit, Nervosität, Schlaflosigkeit).

Befindet sich der Körper in einem wenig belastbaren oder unterkühlten Zustand, so werden meist Wechselanwendungen gewählt.

SKALA DER TEMPERATURBEREICHE

kalt	temperiert	kühl	Indifferenzbereich	warm	heiß
0-18 °C	19-22 °C	23-28 °C	32-35 °C	36-38 °C	ab 39 °C

Grundprinzipien der hydrotherapeutischen Anwendungen und die Voraussetzung für eine positive Reaktion bzw. Regulation sind:

1. Akute Krankheitsprozesse erfordern eher Kaltreize, chronische Krankheitsprozesse sind eher durch Warmreize zu behandeln.

2. Wohlbefinden als wichtigster Parameter nach einer richtig dosierten Wasseranwendung (Gegenbeispiele einer Fehlreaktion: Herzklopfen nach einem Vollbad und bei niedrigem Blutdruck, Kältegefühl nach einer kalten Anwendung auf eine kalte Haut!).

3. Jeglicher Kaltreiz darf nur am warmen Körper und auf warmer Haut verabreicht werden (ggf. Vorerwärmung, aktiv durch Bewegung oder passiv durch warmes Wasser).

4. Nach jeder Anwendung ist die Wiedererwärmung wichtig, aktiv durch Bewegung bzw. passiv durch Bettwärme.

5. Keine Anwendung unmitelbar vor oder nach den Mahlzeiten (Zeitabstand mindestens ½ Stunde!) — ausgenommen verdauungsfördernde Maßnahmen.

> Je weiter von der Körpertemperatur (ca. 37 °C) nach oben oder unten entfernt, je größer die behandelte Haut-/Körperfläche und je länger die Dauer der Anwendung, desto stärker ist der zu verarbeitende Reiz für den Organismus. Auch die gewählte Tageszeit spielt wegen der wechselnden Körpertemperatur eine Rolle.

Die **Tageszeit** für die jeweiligen Anwendungen:

bevorzugte Zeit:	Anwendung:
morgens/früh im Bett:	z.B. Ganzwaschung, Wickel, Heusack
Vormittag/später Vormittag:	Güsse/Bäder
früher Nachmittag:	Teilbäder (z.B. an Arm, Fuß)
Spätnachmittag:	ggf. Schwimmen

Genaue Angaben siehe bei der Darstellung der einzelnen Anwendungen — im übrigen wie jede Anwendung nach ärztlicher Verordnung!

Die **körperliche Verfassung** (Konstitution) ist bei der Stärke der Anwendungen zu berücksichtigen:

— Schlanke, schmalwüchsige Menschen (Astheniker) sind meist stärker wärmebedürftig. Hier werden Teilbäder und kürzere, kleinere, temperierte Anwendungen bevorzugt.

— Körperlich starke Menschen (sog. Athletiker) sind häufig kälte- und wärmesensibler als erwartet. Hier werden meist temperierte Anwendungen ohne extreme Warm- oder Kaltreize gut vertragen.

— Vollblütige eher untersetzte Menschsen (Pykniker, Plethoriker) vertragen meist kräftige, größere Kaltanwendungen. Häufig verlangen sie intuitiv danach.

Übersicht der Reizstärken von Wasseranwendungen

Reizstärke I
(schwache Reize)

Teilwaschungen (Okw, Ukw)
Teilbäder (Arm-, Fuß-, Sitz-,),
   5—10 min 37 °C
Wechselteilbäder (Arm-, Fuß-),
   5 min 36 °C / 5—6 sec 10 °C
kleine Güsse (Knie-, Arm-),
   temperiert 18—22 °C

Reizstärke II
(mittlere Reizstärke)

Ganzwaschung
Trockenbürsten
Wassertreten
Halbbad kalt, 12—18 °C
Halbbad, 10—15 min 37 °C mit
   kalter Abgießung 12 °C
Wechselgüsse (Knie-, Schenkel-,
   Arm-, verlängerter Arm-, Brust-,
   Ober-, Rücken-)
   36—38 °C / 12—14 °C
Waden- und Armwickel
Lenden- und Brustwickel

Reizstärke III
(reizstark)

kalte Güsse (Unter-, Rücken-,
   Ober-, Vollguß), 12—14 °C
Lumbalguß heiß
heiße Blitzgüsse, 40—43 °C
Dreiviertel-, Vollbäder,
   10—15 min 37 °C mit kalter
   Abgießung 12 °C
temperaturansteigende Teilbäder
   (Arm-, Fuß-, Sitz-),
   33—39 °C in 10—15 min
Wechselsitzbad
   10 min 37 °C, 5—6 sec 12 °C
größere Wickel, (Kurz-, Ganz-
   wickel)
Heusack
Leibauflagen

„Ich möchte wissen, welche Krankheit in eine verweichlichte Natur nicht leicht eindringen kann, während eine abgehärtete Natur sich nicht das Geringste daraus macht. Die Verweichlichung, behaupte ich, öffnet Thür und Thor für viele Krankheiten."

Sebastian Kneipp, Mein Testament, 1895

ÜBUNGEN ZUR GESUNDERHALTUNG / KRANKHEITSVORBEUGUNG (ABHÄRTUNG) UND BEHANDLUNG

Bestimmte, vornehmlich kleine Übungen können die allgemeine Widerstandskraft des Körpers und der Seele anheben und die Gesundheit schützen.

Durch diese Anwendungen wird die Durchblutung der Haut angeregt, auf reflektorischem Wege auch die der inneren Organe. Es kommt dadurch zu einer Verbesserung der Organleistung und somit des gesamten Organsystems.

Das vegetative Nervensystem wird stabilisiert und ist gegen übergroße Reize (Streß) nicht so empfindlich. Die Stimmungs- und Gemütslage wird mittelfristig angehoben und wesentlich verbessert — die Lebensfreude steigt. Auch hier gilt es herauszufinden und zu *tun*, was gut bekommt und Freude macht.

Für Wasserscheue eignet sich das Trockenbürsten, Sonnenhungrige müssen lernen, die richtige Reizdosis herauszufinden, andere wiederum sind geradezu süchtig nach der täglichen Wechseldusche mit kühlem, erfrischendem Abschluß. Während einer anstrengenden Konferenz läßt sich ein kalter Unterarmguß, ein erfrischender Wasserschwall in das Gesicht oder eine Benetzung der Unterschenkel einfach ausführen und in der Wirksamkeit leicht überprüfen.

Die auf den folgenden Seiten dargestellten Übungen empfehlen sich zum Einbau in den täglichen Ablauf wie das Zähneputzen.

> Wenig mit Freude getan ist mehr
> als viel, das man meidet!

Verboten sind: — Anwendungen zu kurz vor/nach dem Essen oder körperlichen Anstrengungen (mindestens ½ h Zeitabstand)

— Kaltanwendungen — auf kalte Haut
                              — im kalten Raum
                                 (Temperatur mindestens 18 °C)

— Anwendungen ohne ärztliche Untersuchung/Verordnung

— Rauchen unmittelbar vor oder nach der Anwendung!

> So warm wie nötig,
> so kalt wie möglich

TROCKENBÜRSTEN DER HAUT 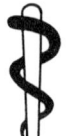 (Trb)

Anzuwenden bei (Indikationen):

hohem Blutdruck
niedrigem Blutdruck
Verhornungsschäden der Haut
leichten Krampfadern
,,Wasserscheu''

Vorsicht bei/nicht geeignet bei (Kontraindikationen):

Akne, entzündlichen Hautkrankheiten, Hautverletzungen

entzündeten Krampfadern einschließlich Beingeschwüren (Beine aussparen!)

nervöser Übererregbarkeit

überstarker Körperbehaarung

Schlafstörungen bei nervösen Menschen (am Abend evtl. zu starker ,,Wachreiz'')

Wirkung:

hauterneuernd, -regenerierend, -tonisierend (Kosmetik!)
hautstoffwechselanregend und entschlackend
durchblutungsfördernd (örtlich und allgemein), reflektorisch auf die Organe
psychisch aktivierend, anregend, wohltuend, leistungssteigernd
blutdruckregulierend (hoher sinkt, niedriger steigt!)
abhärtend, infektvorbeugend; vegetativ stabilisierend
herzentlastend; belebend

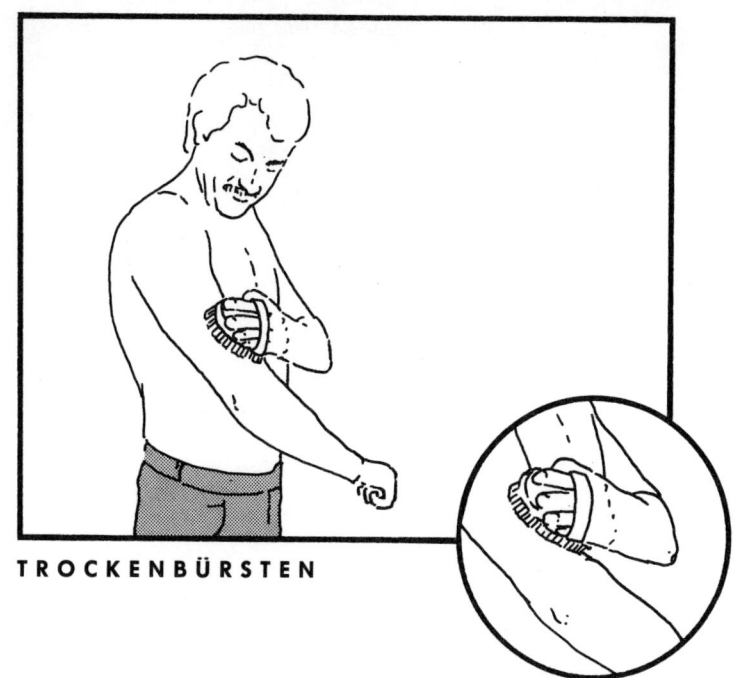

TROCKENBÜRSTEN

Vorgehen/Technik:

Unterkörper: 1. rechter Fußrücken — Fußsohle (!)
rechter Unterschenkel (kreisförmig)
rechter Oberschenkel
— erst Außenseite, dann Innenseite

2. linker Fußrücken — Fußsohle (!)
linker Unterschenkel (kreisförmig)
linker Oberschenkel
— erst Außenseite, dann Innenseite

3. Gesäß

Oberkörper: 1. rechter Handrücken — Arm
— erst Außenseite (in Längsrichtung), dann
Innenseite

2. — linker Handrücken — Arm
— erst Außenseite (in Längsrichtung), dann
Innenseite

3. Brust zum Brustbein hin

4. Bauch im Uhrzeigersinn

5. Nacken zur Schulter hin
6. Rücken oben
7. Rücken unten
8. Gesicht (besonders weiche Bürste!)

<u>Dauer:</u> bis leichte Rötung der Haut eintritt

<u>Danach</u> ggf.: — Kalte Abwaschung
             — Schneeabreibung
             — Einölen der Haut
             — Gymnastik, Bewegung

Was wird dazu benötigt?

Bürste (Naturfaser — Sisal) mit Schlaufe oder Handgriff oder rauhes Handtuch
5 min Zeit

Besondere Bemerkungen:

besonders morgens geeignet („Morgenmuffel") — sofort nach dem Aufstehen
am besten vor offenem Fenster bzw. nach Lüftung ausführen
Druck herzwärts verstärken!
bei abendlicher Anwendung Einschlafstörungen möglich

LUFTBAD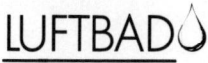

mild anregend, harmonisierend

Anzuwenden bei (Indikationen):

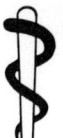
Infektanfälligkeit
Morgenmüdigkeit
depressiver Stimmungslage
Nervosität
vegetativer Unausgeglichenheit

Vorsicht bei / nicht geeignet bei (Kontraindikationen):

Frieren
Frösteln

Wirkung:

Verbesserung der allgemeinen Immunitätslage (Abhärtung)
vegetativ stabilisierend, entspannend, harmonisierend
stoffwechselanregend
mild kreislaufanregend

EIGENE NOTIZEN:

Vorgehen/Technik:

— Innenluftbad: anfangs bei geschlossenem, später bei ge-öffnetem Fenster

— man bewegt sich ca. 5—10 min. unbekleidet im Zimmer (je kälter die Luft um so kürzer die Anwendung)

— reibt gelegentlich die Haut mit der flachen Hand

— möglichst begleitende gymnastische Übungen der Wir-belsäule sowie der Arm- und Beingelenke

— abschließend Trockenbürsten

— auf gute Wiedererwärmung achten!

Was wird dazu benötigt?

ca. 5—10 min Zeit
ggf. warme Socken

Besondere Bemerkungen:

als Innenluftbad am besten morgens nach dem Aufstehen (beim Rasieren, Bettenmachen, Aufräumen der Wohnung)

als Freiluftbad in bewegter Luft (z.B. während der Gartenar-beit) Vorsicht vor Auskühlung! (und neugierigen Nachbarn bzw. Passanten!)

LICHTBAD/SONNENBAD

Anzuwenden bei (Indikationen):

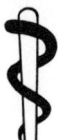

allgemeiner Abwehrschwäche
Schuppenflechte (Psoriasis vulgaris)
schlecht heilenden — auch infizierten — Hautwunden

Vorsicht bei / nicht geeignet bei (Kontraindikationen):

akutem Ekzem

Lungen-Tbc

Sonnenallergie

entzündlichen Leber-
erkrankungen (Hepatitis)

Schilddrüsenüberfunktion

gleichzeitiger Einnahme
von Medikamenten, die
die Photosensibilität för-
dern

vegetativer Übererregung

Pigmentmangel

Herzentzündungen

akuten entzündlichen
Gelenkerkrankungen

Magen-Zwölffingerdarm-
Geschwüren und
Schleimhaut-
entzündungen

Wirkung:

Verbesserung der allgemeinen Immunitätslage (Abhärtung)

stoffwechselanregend (Vitamin D-Bildung!) insbesondere für
die Haut

bei Übertreibung wächst die Krankheitsbereitschaft des Körpers

Vorgehen/Technik:

— natürlicher Sonnenschutz: Bäume, Sträucher; ggf. Körperteile wechselnd bedecken

— langsame Steigerung der Besonnungszeit (anfangs 2 x 12 min/Tag)

— zur Abkühlung ggf. durch kühles Bad, Brause, Waschung, Guß etc. unterbrechen — langsame Abkühlung siehe oben!

— Fettung ausgetrockneter Haut (Hautschutzöle)

Anmerkung:

— bei Fieber/,,Hitzschlag'' (Wärmestau) schonende Abkühlung durch Schatten, Oberkörperwaschung, Unterkörperwaschung und Flüssigkeitszufuhr

— bei Sonnenstich (Reizung der Nervenzellen von Gehirn und Rückenmark) schonende Abkühlung und *ärztliche Hilfe erforderlich!*

— besser: *Schädigungen durch vernünftige, gut dosierte Anwendung vorbeugen!*

Was wird dazu benötigt?

ausreichend Flüssigkeitszufuhr
Sonnenschutz (Cremes mit Filter, Kopfbedeckung)
ggf. Hautschutzöle

Besondere Bemerkungen:

nie ohne langsame Abkühlung in kaltes Wasser springen — Lebensgefahr wegen vegetativer Gegenreaktionen! (Herzstillstand möglich)

Vorsicht an der See und im Gebirge wegen Strahlungsverstärkung durch Reflexionen

Unterscheidung zwischen
— natürlichem (Sonnen-) und
— künstlichem (UV, Infrarot) Lichtbad

TAULAUFEN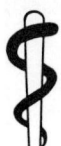

Anzuwenden bei (Indikationen):

leichten arteriellen Durchblutungssstörungen (AVK I)
Venenleiden der Beine
Morgenmüdigkeit (,,Morgenmuffel'')

Vorsicht bei / nicht geeignet bei (Kontraindikationen):

Menstruation
Harnwegsinfekten, Blasen- und Nierenkrankheiten
Unterleibsinfektionen bei der Frau
Ischiasnervenschmerzen
Frieren, Frösteln
kalten Füßen
arterieller Verschlußkrankheit (AVK) Grad II—IV

Wirkung:

durchblutungsfördernd
Kräftigung der Fuß- und Unterschenkelmuskulatur
venenkräftigend
vegetativ stabilisierend
infektvorbeugend (abhärtend)

EIGENE NOTIZEN:

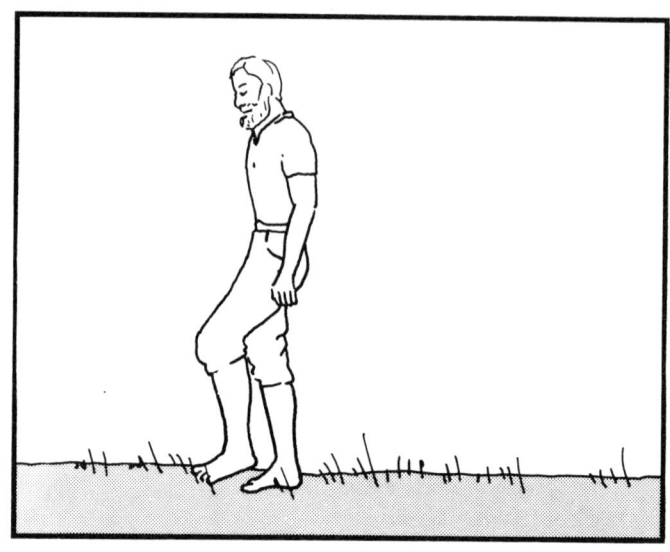

Vorgehen/Technik:

— mit (bett)warmen Füßen mehrere Minuten (maximal bis ca. 5 min.) durch taufeuchtes Gras laufen
— beenden wenn schneidender Schmerz eintritt

Was wird dazu benötigt?

Taufeuchter Rasen
Überwindung!
ca. 10 min Zeit

Besondere Bemerkungen:

Auskühlung vermeiden
Wiedererwärmung muß eintreten

 im Bett, durch warme Strümpfe oder

 am besten durch Bewegung

WASSERTRETEN (Wtr)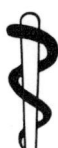

beliebt am Kurort — ausgleichend: beruhigt am Abend — erfrischt am Tage

Anzuwenden bei (Indikationen):

Einschlafstörungen
leichten arteriellen Durchblutungsstörungen (AVK I)
Venenleiden der Beine
venösen Durchblutungsstörungen der Beine, Zustand nach Thrombophlebitis
Störungen der Wärmeregulation
Infektanfälligkeit
Neigung zu hohem Blutdruck
Herzneurose, funktionelle Stenokardien
Sudeck Stadium I der Beine
,,heißem Kopf''
gefäßbedingten Kopfschmerzen
Benommenheit
Wetterfühligkeit
vermehrtem Fußschweiß

Vorsicht bei / nicht geeignet bei (Kontraindikationen):

Menstruation
Harnwegsinfekten, Blasen- und Nierenkrankheiten
Unterleibsinfektionen bei der Frau
arterielle Durchblutungsstörungen schwereren Grades (AVK Grad II—IV)
Frösteln, Frieren
Kältegefühl an den Beinen, kalten Füßen

Wirkung:

venenkräftigend, den venösen Rückstrom fördernd
entstauend
nachfolgend (reaktiv) erwärmend, durchblutungsfördernd
(hyperämisierend)
infektvorbeugend bei regelmäßiger Anwendung (abhärtend)
schlaffördernd am Abend
beruhigend
stoffwechselanregend

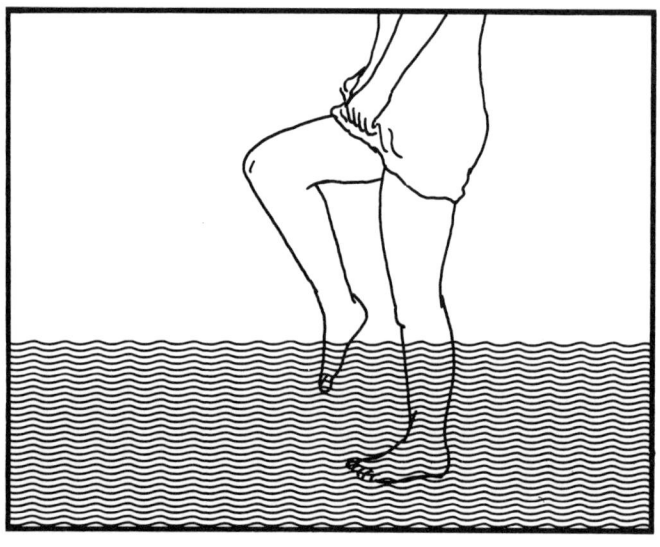

WASSERTRETEN

Vorgehen/Technik:

— Hosenbeine/Rock hochhalten

— „Storchengang" (d.h. man hebt bei jedem Schritt ein
  Bein aus dem Wasser heraus)

— auch im Sitzen möglich (!)

— Dauer je nach Wassertemperatur ca. ½—1 Minute, auf-
  hören wenn schneidender krampfartiger Schmerz eintritt!

— Wasser abstreifen, sofort Schuhe und Strümpfe anziehen

— Wiedererwärmung durch Laufen oder im Bett (abends
  zur Schlafförderung)

30

Was wird dazu benötigt?

Wassertretbecken/Badewanne oder
großer Eimer/Bottich oder
seichter Uferstreifen/Bach/Stadtbrunnen/Meeresstrand
(Das Wasser soll bis handbreit unter das Knie reichen.)
ca. 10 min Zeit (einschließlich Aus- und Ankleiden)

Besondere Bemerkungen:

Auskühlung vermeiden

Wiedererwärmung muß eintreten (durch warme Strümpfe im
Bett oder am Tage durch Bewegung)

nie gleichzeitig mit Armbad anwenden!
am besten während des Spazierganges und unbedingt nur
mit warmen Füßen!

SCHNEEGEHEN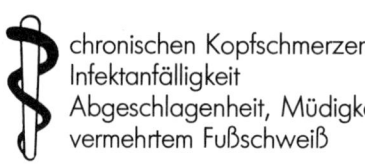

Anzuwenden bei (Indikationen):

chronischen Kopfschmerzen
Infektanfälligkeit
Abgeschlagenheit, Müdigkeit
vermehrtem Fußschweiß

Vorsicht bei / nicht geeignet bei (Kontraindikationen):

Frieren, Frösteln
kalten Füßen
Menstruation
Unterleibsinfektionen bei der Frau
Harnwegsinfekten, akuten Blasen- und Nierenerkran-
kungen
arterielle Durchblutungsstörungen schwereren Grades
(AVK Grad II—IV)

Wirkung:

kreislaufanregend
erfrischend
durchblutungsfördernd

Vorgehen/Technik:

— anfangs nur einige Sekunden barfuß im Schnee laufen, bis ggf. schneidendes Gefühl eintritt, später nach Training bis 3 min.

— anschließende Wiedererwärmung (im Bett, Wollsocken, schnelles Gehen; Trockenfrottieren) wichtig!

Was wird dazu benötigt?

frisch gefallener, weicher Schnee
Frotteehandtuch
warme Wollsocken
3 min Zeit
Überwindung

Besondere Bemerkungen:

nur in weichem Schnee ausführen (verharschter Schnee verursacht Schnittverletzungen)

vorsichtig laufen — Rutschgefahr

nicht auf Metallteilen gehen oder stehenbleiben (Gitterroste, Fußabstreifer etc.) wegen Gefahr des Festfrierens

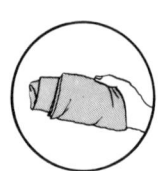

,,Wessen Körper kalt ist,
wen fröstelt oder friert,
der nehme nie eine Waschung,
vor allem nie eine Ganzwaschung vor."
Sebastian Kneipp, Meine Wasserkur, 1888

WASCHUNGEN

Die Kneipp'schen Waschungen zählen zu den mildesten Anwendungen der Hydrotherapie. Mit einem Waschungstuch wird ein dünner Wasserfilm auf den gesamten (warmen!) Körper (Ganzwaschung) oder bestimmte Körperabschnitte (Unterkörperwaschung, Oberkörperwaschung, Serienwaschung) aufgetragen. Die zumeist kalt oder temperiert (zimmerwarm) durchgeführten Waschungen führen nach einer anfänglichen Gefäßverengung zu einer Gefäßerweiterung mit subjektiv angenehmem Wärmegefühl. Regelmäßig durchgeführt bewirken sie eine Harmonisierung im vegetativen/Lebensnervensystem, stabilisieren den Wärmehaushalt (wichtig z.B. bei rheumatischen Erkrankungen), verbessern die allgemeine Immunitätslage gegenüber Infektionskrankheiten (Abhärtung) und können als gezielte, örtliche Maßnahme verdauungsfördernd, schlaffördernd oder auch fiebersenkend angewendet werden.

Waschungen werden meist mit klarem Wasser durchgeführt. Zum Schutz des Säuremantels der Haut kann Essig (Obstessig) beigegeben werden; gezielte Wirkungsverstärkung ist auch durch Zusätze von Salz oder Kräuterabkochungen möglich. Die günstigsten Tageszeiten für Waschungen sind frühmorgens (5—7 Uhr) als Teil- oder Ganzwaschung bzw. abends als Einschlafhilfe (Unterkörperwaschung, Leibwaschung). Wird das Wasser nach der Anwendung nicht abgetrocknet, kommt es zur Wirkungsverstärkung, da durch die eintretende Verdunstungskälte die Reizstärke vergrößert wird.

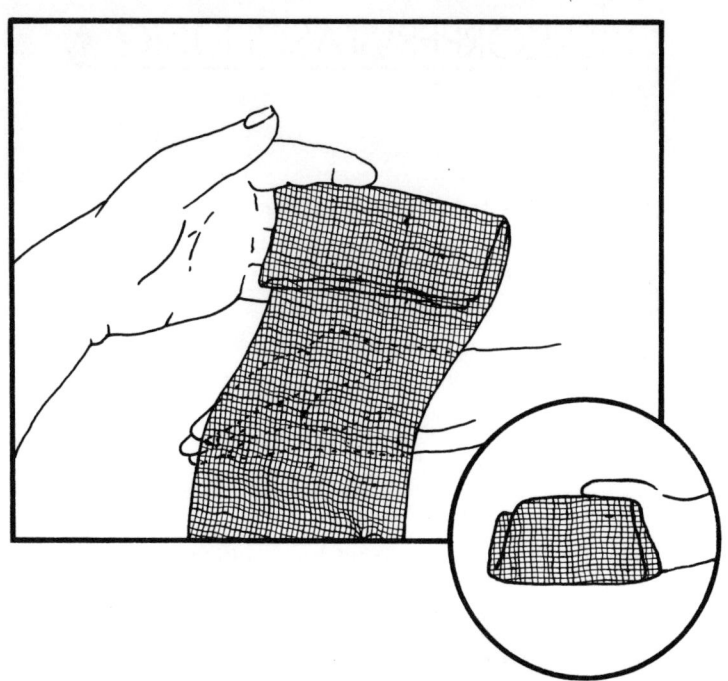

Merke: Nie eine kalte Waschung auf eine kalte Haut! Ziel und Zweck der Waschung liegen in der Wiedererwärmung (im Bett oder aktiv durch Bewegung) und der damit einhergehenden Umstimmung des vegetativen Nervensystems hin zur Erholung, Regeneration und zum Aufbau von Leistungsreserven.

OBERKÖRPERWASCHUNG ⬤
(OKw)

Anzuwenden bei (Indikationen):

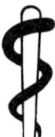

Unausgeglichenheit im Lebensnervensystem (vegetative Dystonie)

Fehlsteuerung der Wärmeregulation (insbesondere bei rheumatischen Erkrankungen, Erkältungsanfälligkeit)

Kreislaufstörungen

Rheumatoide Arthritis

Vorsicht bei/nicht geeignet bei (Kontraindikationen):

ausgekühltem Körper, Frösteln

Einschlafstörungen am Abend wegen Kreislaufanregung

Wirkung:

anregend auf den Hautstoffwechsel, durchblutungsfördernd

insgesamt eher *anregende* Wirkung auf den Kreislauf

abhärtend, die allgemeine Abwehrlage verbessernd (immunitätssteigernd)

herzentlastend

wärmeregulierend

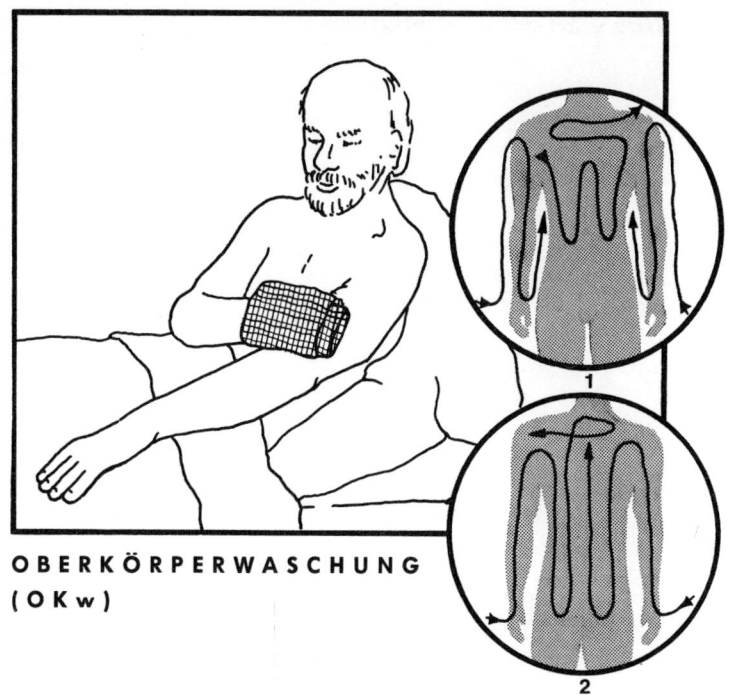

**OBERKÖRPERWASCHUNG
(OKw)**

Vorgehen/Technik:

1. rechter Arm
   — erst außen
   — dann innen

2. linker Arm
   — erst außen
   — dann innen

3. Brust und Bauch

4. Rücken

Das Tuch beim Waschen leicht andrücken, so daß ein Wasserfilm auf der Haut entsteht und zwischendurch wenden bzw. wieder in Wasser tauchen.

Zügiges Durchführen, um Auskühlung zu vermeiden.

Was wird dazu benötigt?

Leinenwaschungstuch (30 x 60 cm)
Gefäß mit kaltem Wasser (Eimer, Waschbecken)
— anfangs ggf. zimmerwarmes (18—20 °C) Wasser
— später so kalt wie möglich!
ca. 1 min Zeit (!)

Besondere Bemerkungen:

ggf. Zusätze: Essig (1 Teil Essig auf 3 Teile Wasser)
             Salz (1 EL Salz auf 1 l Wasser)

danach sofort Hemd anziehen (ohne Abtrocknen) und bewegen bis zur Wiedererwärmung oder:

bei morgendlicher Anwendung im Bett Nachruhe: nicht abtrocknen, feucht im Bett wiedererwärmen!

EIGENE NOTIZEN:

UNTERKÖRPERWASCHUNG 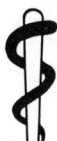 (UKw)

Anzuwenden bei (Indikationen):

Unausgeglichenheit im Lebensnervensystem (vegetative Dystonie)

Fehlsteuerung der Wärmeregulation, z.B. kalten Füßen (besonders bei rheumatischen Krankheiten, chronischen Infekten z.B. der Nebenhöhlen)

Einschlafstörungen

venösen Beinleiden, Krampfadern

Neigung zu Darmträgheit und Blähungen

Schilddrüsenüberfunktion

rheumatoider Arthritis

Vorsicht bei/nicht geeignet bei (Kontraindikationen):

ausgekühltem Körper, Frösteln
Harnwegsinfekten (Blase, Niere)
Unterleibsinfektionen bei der Frau
fehlender Wiedererwärmung

Wirkung:

anregend auf den Hautstoffwechsel, durchblutungsfördernd
insgesamt eher *schlaffördernde* Wirkung
wärmeregulierend
herzentlastend
verdauungsfördernd

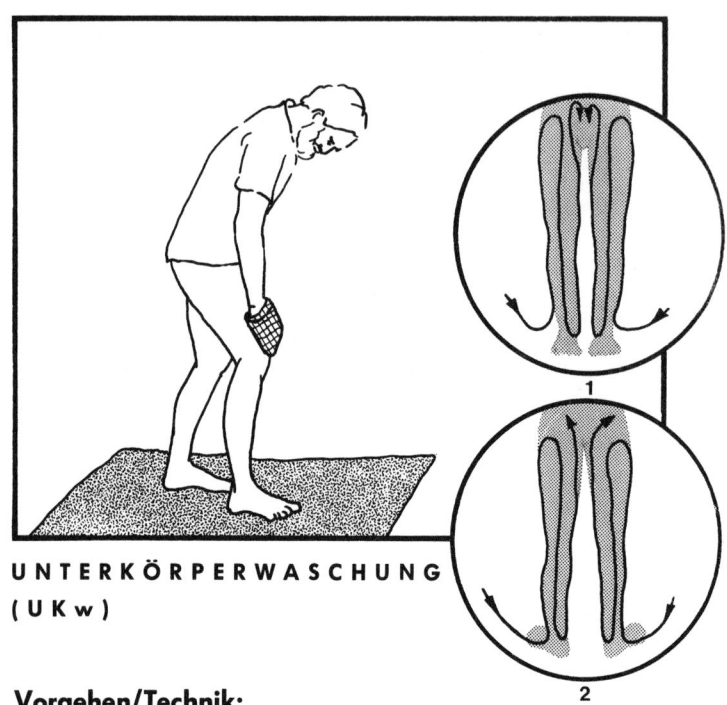

UNTERKÖRPERWASCHUNG (UKw)

Vorgehen/Technik:

Tuch in Wasser tauchen, leicht auswringen, dann

1. rechtes Bein
   — erst außen — vorne
   — dann innen — hinten mit Gesäß

Tuch wieder in Wasser tauchen, leicht auswringen, dann weiter

2. linkes Bein
   — erst außen — vorne
   — dann innen — hinten mit Gesäß

Das Tuch auf der Haut leicht andrücken, so daß ein Wasserfilm auf der Haut entsteht und zwischendurch wenden bzw. wieder in Wasser tauchen.

Zügiges Durchführen, um Auskühlung zu vermeiden.

Bei Einschlafstörungen auch öfter hintereinander durchführen, ggf. im Bett (schlaffördernde Wiedererwärmung nach jeder Anwendung!).

40

Was wird dazu benötigt?

Leinenwaschungstuch (30 x 60 cm)
Gefäß mit kaltem Wasser (Eimer, Waschbecken)
— anfangs ggf. zimmerwarm (18—22 °C)
— später so kalt wie möglich!
ca. 1 min Zeit (!)

Besondere Bemerkungen:

ggf. Zusätze: Essig (1 Teil Essig auf 3 Teile Wasser)
              Salz (1 EL Salz auf 1 l Wasser)

danach sofort Unterwäsche anziehen (ohne Abtrocknen)
und bewegen bis zur Wiedererwärmung oder:

bei abendlicher Anwendung vor dem Schlafengehen: nicht
abtrocknen, feucht im Bett wiedererwärmen!

Die Ganzwaschung ist eine Kombination aus Oberkörperwaschung und Unterkörperwaschung

EIGENE NOTIZEN:

GANZWASCHUNG (Gw) 💧💧

leichte Abhärtungsübung

Anzuwenden bei (Indikationen):

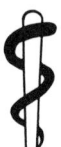

Abwehrschwäche
vegetativer Unausgeglichenheit, Nervosität
Kreislaufstörungen
Störungen der Wärmeregulation (kalte Hände, Füße!)
schlechter Hautdurchblutung
Schlaflosigkeit (Ein- u. Durchschlafstörungen)
chronische rheumatische Erkrankungen
rheumatoide Arthritis

Vorsicht bei/nicht geeignet bei (Kontraindikationen):

Frieren, Frösteln

Wirkung:

abhärtend
Anregung des Hautstoffwechsels
herzentlastend
regulierend auf den Wärmehaushalt
vegetativ stabilisierend
durchblutungsfördernd
kreislaufanregend

Vorgehen/Technik:

anfangs und zwischendurch öfters Tuch eintauchen, fest
drücken, dann:

1. rechter Arm
   — erst außen, dann innen (in die Achselhöhle)
2. linker Arm
   — erst außen, dann innen
3. Hals, Brust, Leib

4. Rücken
   — Tuch zwischendurch wieder neu ins Wasser tauchen,
   fest drücken!

5. rechtes Bein
   — erst außen — vorne
   — dann innen — hinten mit Gesäß

6. linkes Bein
   — erst außen — vorne
   — dann innen — hinten mit Gesäß

7. rechte und linke Fußsohle

— das Tuch auf der Haut leicht ausdrücken, so daß ein
  Wasserfilm auf der Haut entsteht und zwischendurch
  wenden bzw. wieder in Wasser tauchen

— zügiges Durchführen, um Auskühlung zu vermeiden

— nicht abtrocknen (Reizverstärkung durch Verdunstungskälte)

— nach der Waschung Wiedererwärmung (im Bett ca.
  30—60 min. (!)   oder wieder anziehen und bewegen

Was wird dazu benötigt:

Leinenwaschungstuch (30 x 60 cm)
Gefäß mit kaltem Wasser (Waschbecken, Eimer)
— anfangs ggf. zimmerwarm (18—22 °C)
— später so kalt wie möglich!
ca. 2 min Zeit

Besondere Bemerkungen:

Körper muß warm sein!

Waschung zügig, aber nicht hastig ausführen

Die Ganzwaschung ist eine Kombination aus Ober- und
Unterkörperwaschung

Gute Wiedererwärmung ist das Ziel der Behandlung (!)

Bei bettlägerigen Patienten ist sie zur Kreislaufanregung geeignet und erfrischend

LEIBWASCHUNG (Lbw)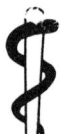

nicht so bekannt — aber um so wirkungsvoller
die Kneipp'sche Abführ- und Einschlafpille

Anzuwenden bei (Indikationen):

Einschlafstörungen
Verdauungsstörungen (Neigung zu Darmträgkeit, Blähungen)

Vorsicht bei/nicht geeignet bei (Kontraindikationen):

Kältegefühl, Frösteln
Harnwegsinfekten (Blase, Niere)

Wirkung:

schlaffördernd
darmanregend

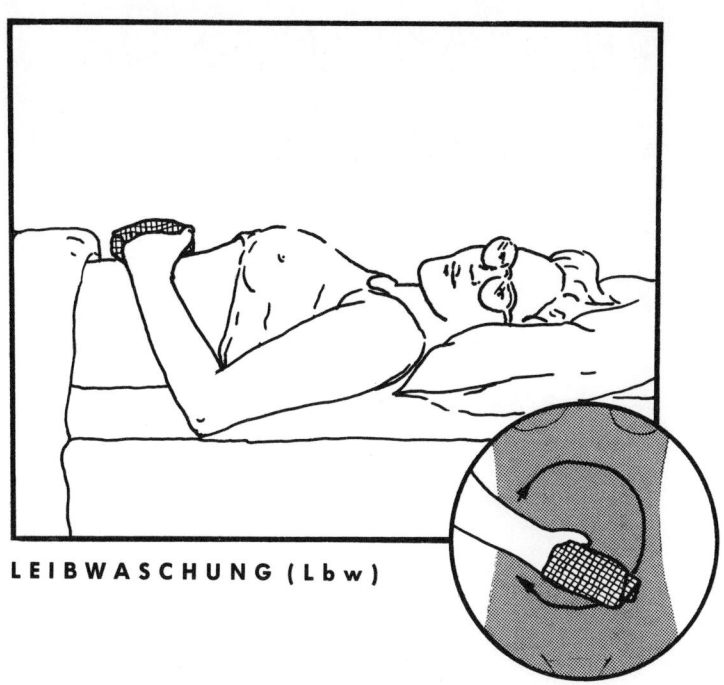

L E I B W A S C H U N G (L b w)

Vorgehen/Technik:

— langsam, kreisförmig im Uhrzeigersinn (Beginn in der Blinddarmgegend)

— 20—40 mal

— das Tuch mehrmals wiederanfeuchten!

Was wird dazu benötigt?

Leinenwaschungstuch (30 x 60 cm)
Gefäß mit kaltem Wasser
— anfangs ggf. zimmerwarm (28—22 °C)
— später so kalt wie möglich!

Besondere Bemerkungen:

Beine anwinkeln zur Entspannung der Bauchdecke
(Körperlage s. Abbildung)

Vorerwärmung im Bett erforderlich

45

SERIENWASCHUNG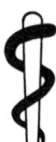

Anzuwenden bei (Indikationen):

fieberhaften akuten Infektionskrankheiten

Vorsicht bei/nicht geeignet bei (Kontraindikationen):

Kältegefühl, Frösteln
kalten Händen/Füßen
bei Schwerstkranken nur Körpervorderseite behandeln

Wirkung:

fiebersenkend
schweißtreibend
wärmeregulierend
erfrischend
kreislaufanregend

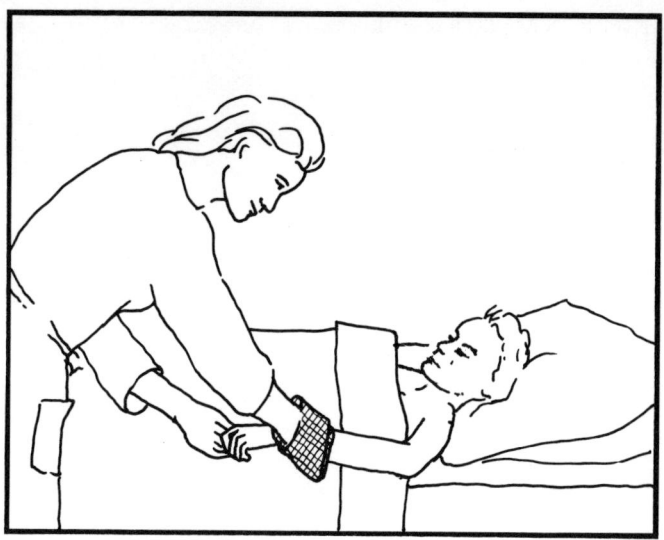

S E R I E N W A S C H U N G

Vorgehen/Technik:

Im Liegen durchzuführen:

— beide Unterschenkel oder Unterarme

— anschließend ohne Abtrocknen zudecken

— nach Wiedererwärmung im Abstand von ca. 15 min
  wiederholen bis zum Schweißausbruch (bis zu 7mal)

Was wird dazu benötigt?

Leinenwaschungstuch (30 x 60 cm)
Eimer mit Wasser (kalt oder temperiert 12—22 °C)

Besondere Bemerkungen:

bei Kleinkindern vorzugsweise nur an Unterarmen!
schonendstes Verfahren zur Fiebersenkung
bei Schüttelfrost keine kalten, sondern heiße Waschungen

47

EIGENE BEMERKUNGEN:

,,Wie jedoch jeder einzelne Guß
auf einen bestimmten Körpertheil
eine bestimmte Wirkung ausübt,
so kann hier wiederum durch
Anwendung verschiedener Güsse
auf den ganzen Körper eingewirkt werden''

Sebastian Kneipp, Mein Testament, 1895

GÜSSE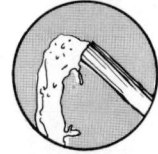

Die bekannten Kneipp'schen Güsse stellen insbesondere für
den häuslichen Gebrauch eine hervorragende Möglichkeit
im Rahmen der Abhärtung sowie Behandlung chronischer
Krankheitszustände dar und erfordern nur wenige Minuten
Zeit. Man unterscheidet mit geringem Druck verabreichte
Flachgüsse, die sich durch einen thermisch wirksamen
Wassermantel auszeichnen, von den sog. Druckstrahl-
güssen (z.B. Blitzguß), zu denen zusätzlich zum Tempera-
turreiz des Wassers noch der druckmechanische Reiz des
Wasserstrahls kommt.

Die Wirkungen von Güssen zielen insbesondere ab auf
eine Stabilisierung im Wärmehaushalt durch die nachgewie-
sene Wirksamkeit im Bereich der Kapillaren, Venen und
Lymphgefäße. Je nach behandeltem Körpergebiet werden
auch Organsysteme angesprochen: Knie- und Schenkelguß
wirken auf Blase, Hämorrhoiden sowie Organe im Bauchraum und im kleinen Becken. Armguß, Oberguß und
Rückenguß sprechen die Organe des Atmungs- und Herz-
Kreislaufsystems an. Ansteigende oder heiße Güsse
(Nackenguß, Lumbalguß) sind wirksam einzusetzen bei Verspannungen im Bereich der entsprechenden Wirbelsäulen-
muskulatur. Der Schönheits- oder Gesichtsguß bewirkt eine
Spannung und Tonisierung der Haut, hat jedoch neben die-
ser kosmetischen und stoffwechselanregenden eine Haupt-
anwendung bei chronischen Erkrankungen der oberen Luftwege sowie im Bereich von Stirn- und Kieferhöhlen.

> Soviel Wärme wie nötig,
> soviel Kälte wie möglich!

Flachgüsse können kalt (bis 18 °C), temperiert (18—22 °C), im Wechsel warm (36—38 °C) und kalt (bis 18 °C), sowie ansteigend (von der Hauttemperatur ausgehend bis ca. 43 °C) gegeben werden.

Blitzgüsse (Druckstrahlgüsse) werden aus einer Entfernung von 3—4 m und mit einem Druck von 1—3 at aus einem entsprechenden Gießschlauch mit Metalldüse (3—5 mm ∅) verabreicht. Sie erfolgen in kalter, wechselwarmer oder heißer Temperaturstufe. Sie repräsentieren die stärkste Möglichkeit der Gußanwendung und setzen eine vorhergehende langsame Anpassung an die Reizstärke voraus. Ihre Anwendung (z.B. als Abhärtungsmaßnahme sowie als Stoffwechselanregung bei Adipositas) muß vom Arzt kritisch abgewogen werden gegenüber sog. Kontraindikationen (Gegenanzeigen), wie beispeilsweise gesteigerte nervöse Erregbarkeit bei Schilddrüsenüberfunktion, bei Asthma bronchiale und reduzierter Anpassungsfähigkeit im Herz-Kreislaufsystem.

Für alle Güsse gilt:

1. Nie bei Kältegefühl, Frösteln und nie auf eine kalte Haut, ggf. vorher Erwärmung durch warme Kleidung bzw. Bewegung (Kneipp ließ seine Patienten das Wasser pumpen, mit dem er sie behandelte!).

2. Nie unmittelbar nach dem Essen (im Idealfall ca. $1/2—3/4$ Stunde nach einem kleinen Imbiß).

3. Raum muß gut warm sein.

4. Der zeitliche Abstand zu körperlichen Anstrengungen sollte ca. $1/2$ Stunde betragen.

5. Bei kalten Güssen vorher einatmen und mit Beginn des Gusses ausatmen. Auf ruhige Atmung und entspannte Körperhaltung während des Gusses achten.

6. Konzentration auf die Anwendung. „Beim Guß halt's Maul, sonst ist die Wirkung faul''. (Sebstian Kneipp)

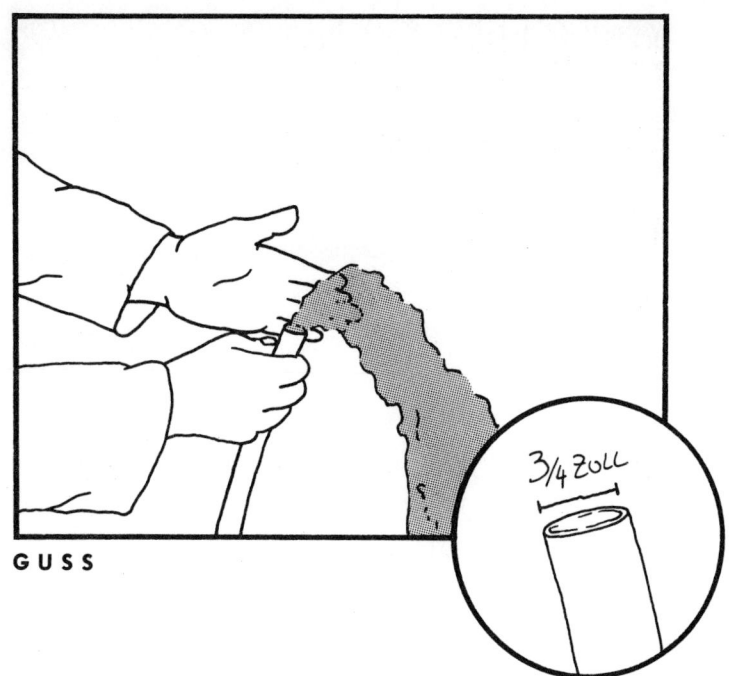

GUSS

3/4 ZOLL

Beachte:

Bei allen Güssen (außer Blitz-) soll das Wasser den Körper weich ummanteln!

KNIEGUSS (Kn) kalt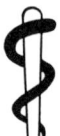

Anzuwenden bei (Indikationen):

gefäßbedingten Kopfschmerzen

leichten arteriellen Durchblutungsstörungen der Beine
(AVK I—II)

Hitzegefühl

Beinvenenerweiterung (Varizen)

Vorsicht bei/nicht geeignet bei (Kontraindikationen):

Menstruation

Ischiasnervenschmerzen

Harnwegsinfekt (Nieren- und Blasenleiden)

Frieren, Frösteln

Wirkung:

blutdrucksenkend

entstauend

durchblutungsfördernd, reaktiv erweiternd auf Arterien

tonisierend (kräftigend) auf Venen

vegetativ beruhigend, schlaffördernd

Besondere Bemerkungen:

Vorsicht bei niedrigem Blutdruck

aktive Wiedererwärmung durch Bewegung (Gehen, Laufen)
oder im Bett (wenn nötig Socken!)

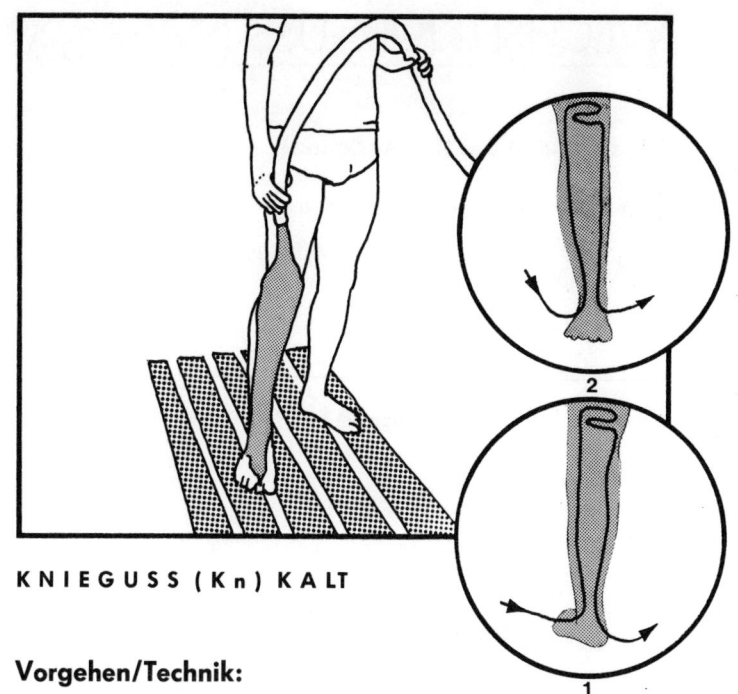

K N I E G U S S (K n) K A LT

Vorgehen/Technik:

1. Rechtes Bein: — vom Fußrücken außen aufwärts bis handbreit über das Knie

    — kurz verweilen

    — auf der Innenseite abwärts

2. Linkes Bein: — vom Fußrücken außen aufwärts bis über das Knie

    — kurz verweilen

    — auf der Innenseite abwärts

3. Fußsohle rechts und links

Die Ausführung sollte am besten auf einem Kunststoff- oder Holzrost stehend erfolgen.

Was wird dazu benötigt?

Gummischlauch: Länge 1,5 m
                          Durchmesser $3/4$ Zoll (20 mm) oder
Gießhandstück (siehe Bezugsquellen)

53

WECHSELKNIEGUSS (WKn)

Anzuwenden bei (Indikationen):

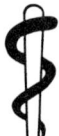

gefäßbedingten Kopfschmerzen

leichten arteriellen Durchblutungsstörungen der Beine
(AVK I—II)

Hitzegefühl

Vorsicht bei / nicht geeignet bei (Kontraindikationen):

Menstruation
Ischiasnervenschmerzen
Harnwegsinfekt (Nieren- und Blasenleiden)
Frieren, Frösteln
starken Beinvenenerweiterungen (Varizen)
niedrigem Blutdruck

Wirkung:

blutdrucksenkend
entstauend
durchblutungsfördernd, reaktiv erweiternd auf Arterien
vegetativ beruhigend, schlaffördernd
aktive Wiedererwärmung durch Bewegung (Gehen,
Laufen)
oder passiv im Bett (wenn nötig Socken!)

EIGENE NOTIZEN:

Vorgehen / Technik:

— Warmanteil (36—38 °C):

rechtes Bein: — vom Fußrücken außen aufwärts bis
handbreit über das Knie
— verweilen bis gute Durchwärmung eintritt
— auf der Innenseite abwärts

linkes Bein: — vom Fußrücken außen aufwärts bis
handbreit über das Knie
—verweilen bis gute Durchwärmung eintritt
— auf der Innenseite abwärts

— Kaltanteil (bis 18 °C):

rechtes Bein: — vom Fußrücken außen aufwärts bis
handbreit über das Knie
— kurz verweilen (5—8 sec)
— auf der Innenseite abwärts

linkes Bein: — vom Fußrücken außen aufwärts bis
handbreit über das Knie
— kurz verweilen (5—8 sec)
— auf der Innenseite abwärts

— Warm- und Kaltanteil 1mal wiederholen

— abschließend beide Fußsohlen kalt begießen

Die Ausführung sollte am besten auf einem Kunststoff- oder Holzrost stehend erfolgen (nicht im Wasser stehen!)

Was wird dazu benötigt?

Gummischlauch: Länge 1,5 m
Durchmesser $^3/_4$ Zoll (20 mm) oder
Gießhandstück (siehe Bezugsquellen)

SCHENKELGUSS (S) KALT

Anzuwenden bei (Indikationen):

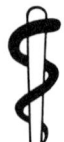

Beinvenenleiden (Varizen)
leichten arteriellen Durchblutungsstörungen der Beine
(AVK I—II)
Einschlafstörungen

Vorsicht bei / nicht geeignet bei (Kontraindikationen):

Menstruation
Ischiasnervenschmerzen
Harnwegsinfekten (Nieren- und Blasenleiden)
Frieren, Frösteln

Wirkung:

blutdrucksenkend
entstauend
durchblutungsfördernd, reaktiv erweiternd auf Arterien
tonisierend (kräftigend) auf Venen
vegetativ beruhigend, schlaffördernd

Besondere Bemerkungen:

Vorsicht bei niedrigem Blutdruck
Wiedererwärmung erforderlich,
passiv im Bett (wenn nötig Socken!),
besser aktiv durch Gehen!
Reizstärke größer als beim Knieguß
bei Verstopfung (Obstipation) gegebenenfalls zusätzlich
sogenannte „Leibspirale": kreis- oder spiralförmige
Gießung um den Nabel

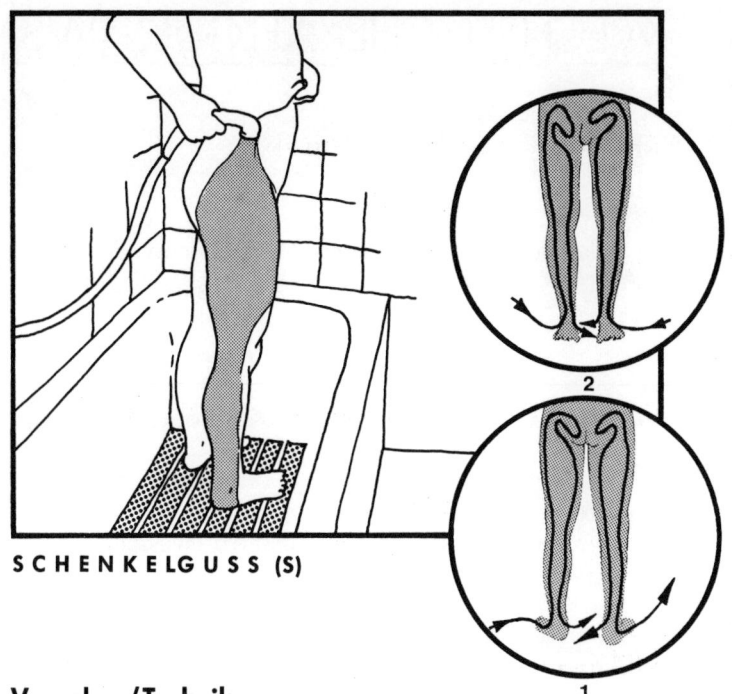

SCHENKELGUSS (S)

Vorgehen/Technik:

1. Rechtes Bein: — vom Fußrücken außen aufwärts bis zur Leiste
 — kurz verweilen
 — auf der Innenseite abwärts

2. Linkes Bein: — vom Fußrücken außen aufwärts bis zur Leiste
 — kurz verweilen
 — auf der Innenseite abwärts

3. Fußsohle rechts und links

Die Ausführung sollte am besten auf einem Kunststoff- oder Holzrost stehend erfolgen (nicht im Wasser stehen!)

Was wird dazu benötigt?

Gummischlauch: Länge 1,5 m
Durchmesser 3/4 Zoll oder
Gießhandstück (siehe Bezugsquellen)

WECHSELSCHENKELGUSS (WS)

Anzuwenden bei (Indikationen):

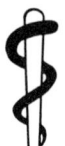

Beinvenenleiden (Varizen)
leichten arteriellen Durchblutungsstörungen der Beine
(AVK I—II)
Einschlafstörungen

Vorsicht bei/nicht geeignet bei (Kontraindikationen):

Menstruation
Ischiasnervenschmerzen
Harnwegsinfekten (Nieren- und Blasenleiden)
Frieren, Frösteln

Wirkung:

blutdrucksenkend
entstauend
durchblutungsfördernd, reaktiv erweiternd auf Arterien
tonisierend (kräftigend) auf Venen
vegetativ beruhigend
schlaffördernd

Vorgehen / Technik:

— Warmanteil (36—38 °C):

rechtes Bein: — vom Fußrücken außen aufwärts bis zur Leiste
— verweilen bis gute Durchwärmung eintritt
— auf der Innenseite abwärts

linkes Bein: — vom Fußrücken außen aufwärts bis zur Leiste
— verweilen bis gute Durchwärmung eintritt
— auf der Innenseite abwärts

— Kaltanteil (bis 18 °C):

rechtes Bein: — vom Fußrücken außen aufwärts bis zur Leiste
— kurz verweilen (5—8 sec)
— auf der Innenseite abwärts

linkes Bein: — vom Fußrücken außen aufwärts bis zur Leiste
— kurz verweilen (5—8 sec)
— auf der Innenseite abwärts

— Warm- und Kaltanteil 1 mal wiederholen

— abschließend beide Fußsohlen kalt begießen

Die Ausführung sollte am besten auf einem Kunststoff- oder Holzrost stehend erfolgen (nicht im Wasser stehen!)

Was wird dazu benötigt?

Gummischlauch: Länge 1,5 m
Durchmesser $3/4$ Zoll oder
Gießhandstück (siehe Bezugsquellen)

Besondere Bemerkungen:

Vorsicht bei niedrigem Blutdruck
Wiedererwärmung erforderlich,
passiv im Bett (wenn nötig Socken!),
besser aktiv durch Gehen!
Reizstärke größer als beim Kniceguß
bei Verstopfung (Obstipation) gegebenenfalls zusätzlich
sogenannte „Leibspirale": kreis- oder spiralförmige
Gießung um den Nabel

LUMBALGUSS (Lg) HEISS 🜄🜄🜄

Lumbalguß heiß = Nebenwirkungsfreies Antirheumatikum
für die Lendenwirbelsäule!

Anzuwenden bei (Indikationen):

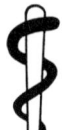

Hexenschuß

Lendenwirbelsäulenschmerzen/Lumboischialgie/
LWS-Syndrom

Verspannungen im Rücken/Lendenbereich

Vorsicht bei/nicht geeignet bei (Kontraindikationen):

akuten Entzündungen im behandelten Bereich

Wirkung:

entspannend/entkrampfend auf die Muskulatur und reflektorisch auf Bauch- und Beckenorgane (segmental zugeordnet)

durchblutungssteigernd (hyperämisierend)

Was wird dazu benötigt?

Gummischlauch: Länge 1,5 m
Durchmesser $^3/_4$ Zoll oder
Gießhandstück (siehe Bezugsquellen)

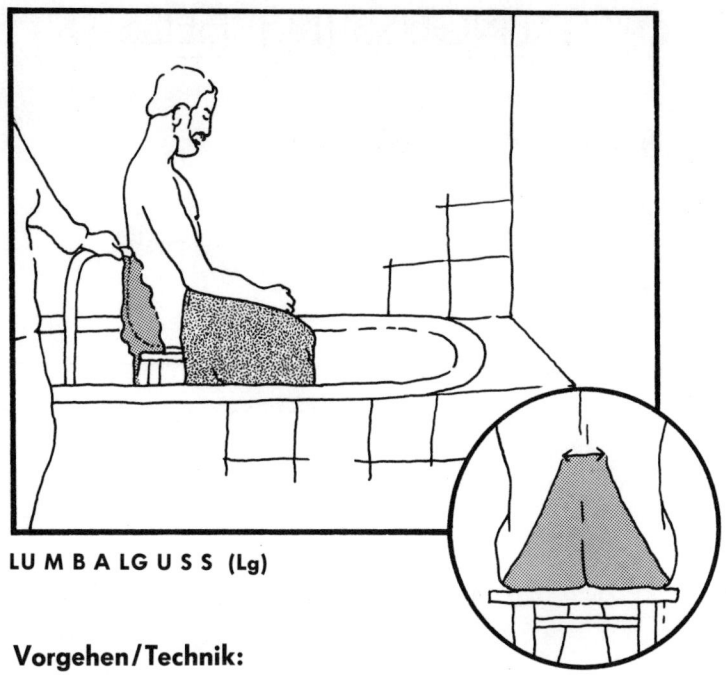

LU M B A LG U S S (Lg)

Vorgehen/Technik:

— sitzende Haltung (Wannenrand, Brett quer in der
Wanne, Hocker in der Wanne)

— Wasserstrahl auf die Lendenwirbelsäule richten

— Temperatur von Hauttemperatur (ca. 34 °C)
langsam und gleichmäßig bis zur Verträglichkeitsgrenze
(ca. 43 °C) steigern

— Dauer: bis eine kräftige Mehrdurchblutung (Rötung)
erreicht ist (mehrere Minuten)

— anschließend: gründlich abtrocknen und Bettruhe in entspannter Haltung (Unterschenkel erhöht
gelagert) oder

leichte gymnastische Übungen der
Wirbelsäule

Besondere Bemerkungen:

auf langsamen und gleichmäßigen Temperaturanstieg
achten
Einhandhebelmischer empfehlenswert

NACKENGUSS (Ng) HEISS

Anzuwenden bei (Indikationen):

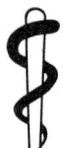
akutem Hartspann der Halswirbelsäule
chronischer Verspannung der Nackenmuskulatur
Verkrampfungskopfschmerz
depressiver Verstimmung
Wetterempfindlichkeit
chronischem Ohrengeräusch/Ohrensausen (Tinitus)
Migräne
gefäßbedingtem Kopfschmerz

Vorsicht bei / nicht geeignet bei (Kontraindikationen):

grünem Star (Glaukom)
grauem Star (Katarakt)
Bluthochdruck (Hypertonie)
Schilddrüsenerkrankungen
Herzinsuffizienz
LWS-Syndrom

Wirkung:

muskelentspannend
durchblutungsfördernd am Kopf
gefäßentkrampfend

Was wird dazu benötigt?

Gummischlauch: Länge 1,5 m
       Durchmesser $3/4$ Zoll oder
Gießhandstück (siehe Bezugsquellen)
Anmerkung: ohne Hilfsperson am besten mit Gießhandstück

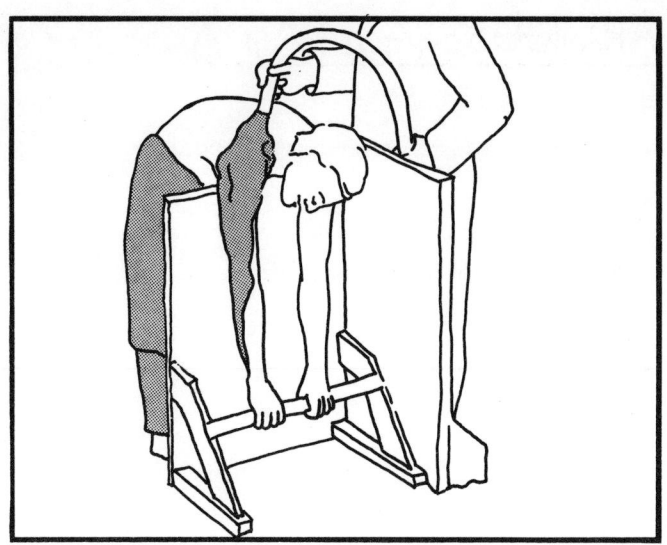

N A C K E N G U S S (Ng)

Vorgehen/Technik:

— Oberkörper vornüberbeugen und abstützen
  (über der Badewanne, Vorsicht Rutschgefahr!)

— den Wasserstrahl auf den Nacken richten
  (Wasserplatte), so daß das Wasser seitlich am Hals
  ablaufen kann

— Temperatur von hautwarm (ca. 34 °C) bis zur
  Verträglichkeitsgrenze (ca. 43 °C) steigern

— leichte Drehbewegungen des Kopfes während des
  Gusses unterstützen die entkrampfende Wirkung

— <u>Dauer:</u> bis eine kräftige Mehrdurchblutung (Rötung)
  erreicht ist (mehrere Minuten)

Besondere Bemerkungen:

auf langsamen und gleichmäßigen Temperaturanstieg
achten
Einhandhebelmischer empfehlenswert

ARMGUSS (Ag) KALT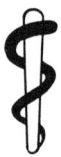

Anregend, an jedem Wasserhahn — in verkleinerter Form — möglich!

Anzuwenden bei (Indikationen):

Abgeschlagenheit

Abgespanntheit

nervöses Herzjagen

leichte Form der Herzinsuffizienz

Hypotonie

Vorsicht bei / nicht geeignet bei (Kontraindikationen):

organische Herzerkrankungen:

— Herzrhythmusstörungen

— koronare Herzkrankheit

— Angina pectoris

Asthma bronchiale

Frieren, Frösteln

Wirkung:

kreislaufanregend

erfrischend

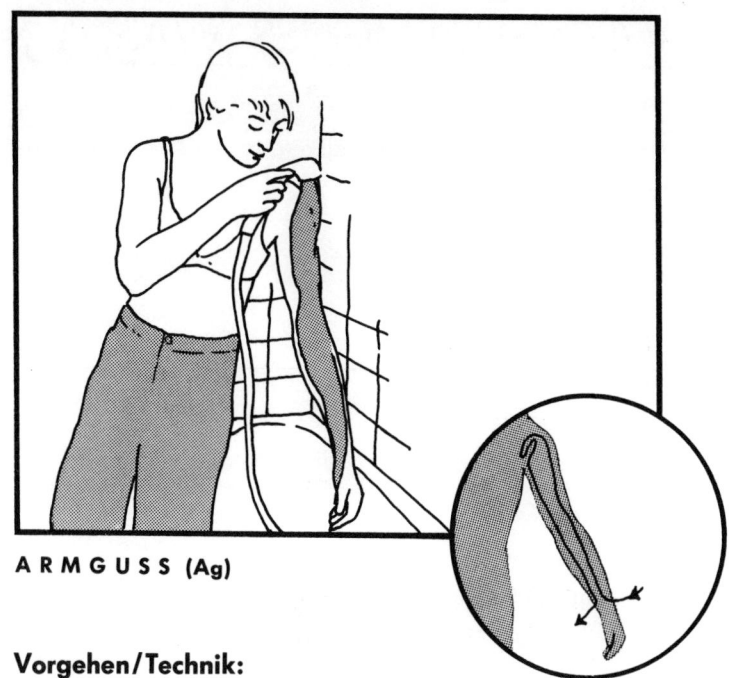

A R M G U S S (Ag)

Vorgehen/Technik:

1. Rechter Arm   — außen aufwärts bis Schulter
                       — kurz verweilen
                       — innen abwärts

2. Linker Arm: — außen aufwärts bis Schulter
                       — kurz verweilen
                       — innen abwärts

3. Einmal wiederholen
(1. rechter Arm — 2. linker Arm)

Die Ausführung erfolgt am besten über die Badewanne gebeugt. Das Wasser anschließend nur abstreifen — nicht abtrocknen (!) — anziehen — wiedererwärmen!

Was wird dazu benötigt?

Gummischlauch: Länge 1,5 m
                    Durchmesser $3/4$ Zoll oder
Gießhandstück (siehe Bezugsquellen)
ca. drei Minuten Zeit!

Besondere Bemerkungen:

einfach auszuführen! (nahezu an jedem fließenden Wasser)

WECHSELARMGUSS (WAg)

Anregend, an jedem Wasserhahn — in verkleinerter Form —
möglich!

Anzuwenden bei (Indikationen):

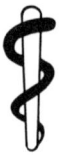 Abgeschlagenheit

Abgespanntheit

nervöses Herzjagen

leichte Form der Herzinsuffizienz

Hypotonie

Vorsicht bei/nicht geeignet bei (Kontraindikationen):

organische Herzerkrankungen:
— Herzrhythmusstörungen
— koronare Herzkrankheit
— Angina pectoris
Asthma bronchiale
Frieren, Frösteln

Wirkung:

kreislaufanregend
erfrischend

EIGENE NOTIZEN:

Vorgehen/Technik:

Warmanteil (36—38 °C):

— rechter Arm	— außen aufwärts bis Schulter
	— verweilen, bis gute Durchwärmung eintritt
	— innen abwärts
— linker Arm:	— außen aufwärts bis Schulter
	— verweilen, bis gute Durchwärmung eintritt
	— innen abwärts

Kaltanteil (bis 18 °C):

— rechter Arm	— außen aufwärts bis Schulter
	— kurz verweilen
	— innen abwärts
— linker Arm	— außen aufwärts bis Schulter
	— kurz verweilen
	— innen abwärts

Warm- und Kaltanteil einmal wiederholen

Was wird dazu benötigt?

Gummischlauch: Länge 1,5 m
                        Durchmesser $3/4$ Zoll oder
Gießhandstück (siehe Bezugsquellen)
ca. drei Minuten Zeit!

Besondere Bemerkungen:

einfach auszuführen! (nahezu an jedem fließenden Wasser)

ARMGUSS MIT BRUSTGUSS 🌢🌢 (Ag/Bg) KALT

Erfrischend und heilend!

Anzuwenden bei (Indikationen):

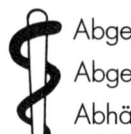

Abgeschlagenheit

Abgespanntheit

Abhärtung bei Erkältungsneigung

Vorsicht bei / nicht geeignet bei (Kontraindikationen):

organische Herzerkrankungen:

— Herzrhythmusstörungen

— koronare Herzkrankheit

— Angina pectoris

Asthma bronchiale

Frieren, Frösteln

Wirkung:

kreislaufanregend

erfrischend

gewebestraffend

EIGENE NOTIZEN:

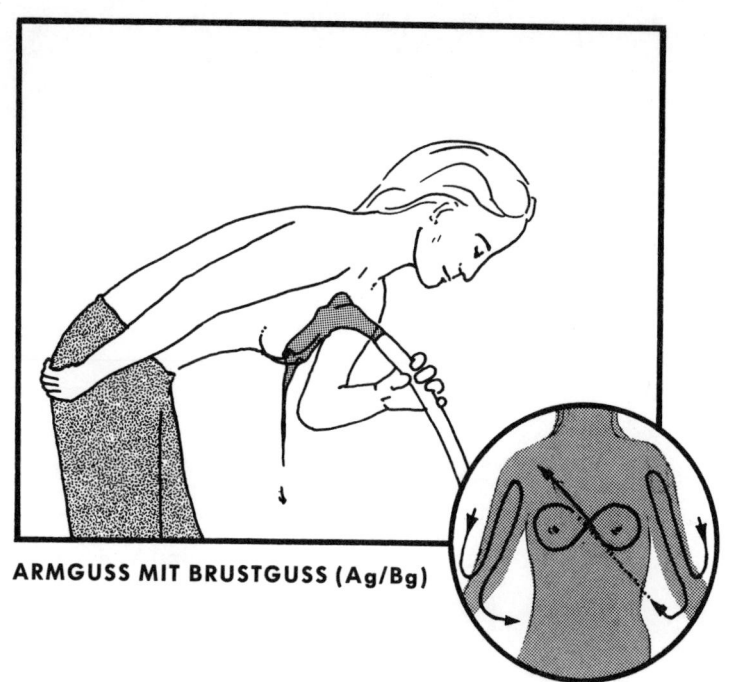

ARMGUSS MIT BRUSTGUSS (Ag/Bg)

Vorgehen/Technik:

1. Rechter Arm   — außen aufwärts bis Schulter
                    — kurz verweilen
                    — innen abwärts

2. Linker Arm: — außen aufwärts bis Schulter
                    — kurz verweilen
                    — innen abwärts

3. Brust in Achterform umkreisen

Die Ausführung erfolgt am besten über die Badewanne gebeugt. Das Wasser anschließend nur abstreifen — nicht abtrocknen (!) — anziehen — wiedererwärmen durch Gymnastik der Arme!

Was wird dazu benötigt?

Gummischlauch: Länge 1,5 m
                      Durchmesser $3/4$ Zoll oder
Gießhandstück (siehe Bezugsquellen)
ca. vier Minuten Zeit!

GESICHTSGUSS KALT

Der ,,Schönheitsguß'' in der Kneipp-Therapie

Anzuwenden bei (Indikationen):

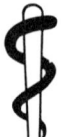

Abgeschlagenheit, geistiger und körperlicher Ermüdung

Kopfschmerzen, Migräne

zur Erfrischung

Herzstolpern, Herzjagen

Vorsicht bei/nicht geeignet bei (Kontraindikationen):

Augenleiden (grauer und grüner Star)

akuten Nebenhöhlenerkrankungen
(Stirn-, Nasennebenhöhlen)

Nervenentzündungen des Gesichtes

Wirkung:

erfrischend

hautstraffend

herzberuhigend

Besondere Bemerkungen:

auch mehrmals täglich auszuführen

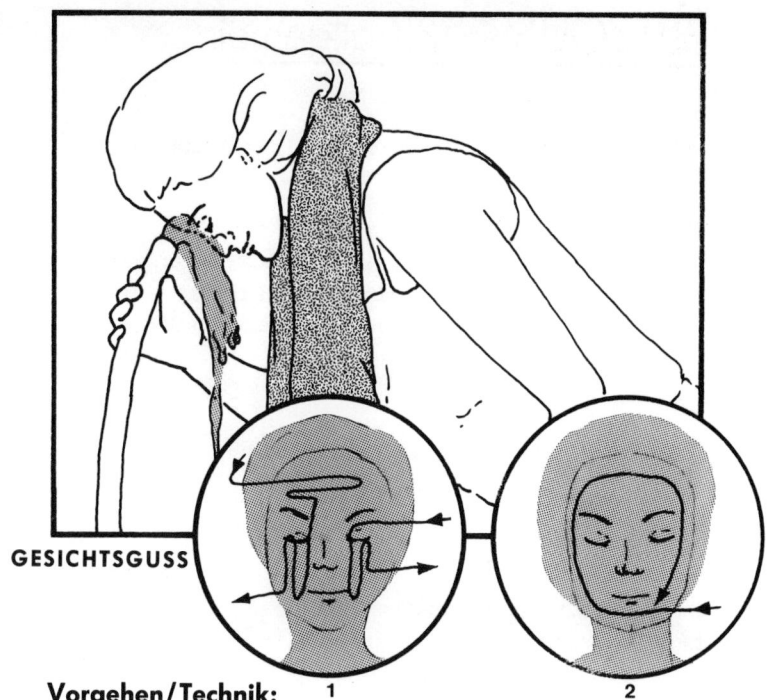

GESICHTSGUSS

1   2

Vorgehen/Technik:

— Handtuch um den Hals legen, leicht nach vorne beugen
— beginnend an der rechten Schläfe den Wasserstrahl
  über die Stirn zur linken Schläfe führen und wieder über
  die Stirn zurück zur rechten Gesichtshälfte, von dort
— die rechte Gesichtshälfte mit drei senkrechten Strichen
  begießen (mit dem Wasserstrahl senkrecht auf- und
  abfahren), dann in gleicher Weise
— die linke Gesichtshälfte mit drei senkrechten Strichen
  begießen
— anschließend das Gesicht mit dem Wasserstrahl dreimal
  umkreisen
— wichtig: zwischendurch langsam durch den Mund ein-
  und ausatmen, Guß dazu eventuell unterbrechen
— nach dem Guß Gesicht leicht abtupfen

Was wird dazu benötigt?

Gummischlauch: Länge 1,5 m
　　　　　　　　Durchmesser $3/4$ Zoll oder
Gießhandstück (siehe Bezugsquellen)
Frotteetuch

71

BLITZGÜSSE (BI) allgemein

„Was das Skalpell in der Chirurgie, ist der Blitzguß in der Hydrotherapie"

Kombination aus: Wasser — Druck — Temperatur

Anwendung, die nur nach langsamem Aufbau der Reizstärke — am besten im Rahmen einer Kneipp-Kur — und nur nach ärztlicher Verordnung durch Fachpersonal abgegeben werden darf.

Die Blitzgüsse werden unterschieden nach:

Art	Form
einfacher Blitzguß (heiß oder kalt, Temperatur bleibt während der Anwendung gleich)	Knie-, Schenkel-, Rücken-Vollblitz Heißblitz Rücken
Wechselblitzguß (einmaliger Wechsel zwischen heiß und kalt)	Knie-, Schenkel-, Rücken-Vollblitz
Segment-Blitzguß (Behandlung erfolgt in den organspezifischen Reflexzonen der Haut und Muskulatur, Head'sche und Mackenzie'sche Zonen mit einer Temperatur von ca. 44 °C)	Leber-, Galle-, Magen-, Zwölffingerdarm-, Raute (Beckenorgane)

Blitzguß-Massagebad

Kombination aus warmem 3/4-Bad mit Zusatz (5 Minuten) mit einem Segmentblitzguß oder Rückenheißblitz in zweimaliger Ausführung (5-B-Regel: Bad — Blitz — Bad — Blitz — Bett)

Anzuwenden bei (Indikationen):

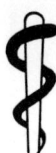 rheumatischen Muskel- und Gelenkerkrankungen im nicht-entzündlichen Stadium

chronischer Ischialgie

Muskelhartspann

Menstruationsstörungen

Funktionsstörungen des Magen-Darmtraktes

leichteren arteriellen Durchblutungsstörungen (AVK I-II nach Fontaine)

Vorsicht bei/nicht geeignet bei:

allen akuten Erkrankungen

empfindlichen, nervösen Menschen

akuten Entzündungen im Behandlungsstadium

Venenentzündungen/großen Krampfadern (Varikosis/Thrombose)

Bindegewebsschwächen

Blutungsneigung

Herz- und Kreislauferkrankungen

Wirkung

stoffwechselanregend

vorbeugend gegen Erkältungen

massageähnlich

reflektorisch auf Haut und innere Organe

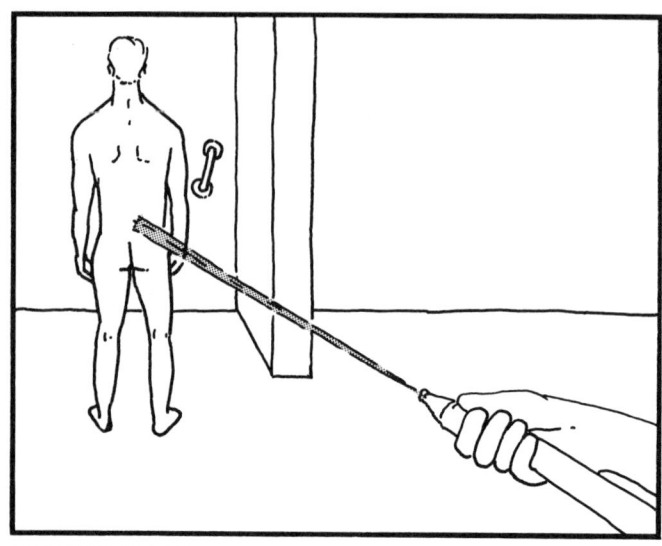

BLITZGUSS (BI)

Vorgehen/Technik:

— Anwendung als Wechsel-, Heiß- oder Kaltguß

— Verabreichung aus drei bis vier Meter Entfernung

— dabei Strahlstärke so wählen, daß der Strahl über diese Entfernung waagerecht verläuft

  Druckstärke des Wasserstrahls kann mit der Fingerkuppe variiert werden

— exakte Linienführung beachten

— empfindliche Körperpartien nur abgeschwächt behandeln

— anschließend Nachruhe ca. dreiviertel bis eine Stunde

Knieblitz	◊◊
Schenkelblitz	◊◊
Rückenblitz	◊◊◊
Vollblitz	◊◊◊
Blitzguß-Massagebad	◊◊◊

Was wird dazu benötigt:

Gummischlauch (Länge mindestens 1,5 m, Durchmesser
$3/4$ Zoll) mit Spezialdüse (Durchmesser 4 mm)

Besondere Bemerkungen:

Vollblitz nur für Gesunde (!)
als häusliche Anwendung kaum geeignet
keinesfalls ohne ärztliche Verordnung

EIGENE NOTIZEN:

VOLLGUSS (V) KALT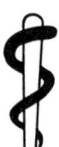

Etwas für kreislaufstabile Gesunde!

Wichtig:

— vor dem Guß Herz- und Stirngegend abkühlen
— wird der Vollguß zur Abkühlung nach Bad/Sauna
angewendet, unbedingt zügiges Vorgehen ohne Verweilen!

Anzuwenden bei (Indikationen):

Abhärtungsübung für kräftige Personen

nach der Sauna

Stoffwechselstörungen, insbesondere in Kombination mit Übergewicht, z.B. Harnsäure-Stoffwechselstörung (Gicht), Zuckerstoffwechselstörungen (Diabetes mellitus), Fettstoffwechselstörungen (Hypercholesterinämie, Hypertriglyzeridämie)

Vorsicht bei/nicht geeignet bei (Kontraindikationen):

allgemeiner Gefäßverkalkung (Arteriosklerose)

Kreislaufstörungen

Wirkung:

vegetativ stabilisierend

stoffwechselanregend

kreislaufanregend

atmungsanregend

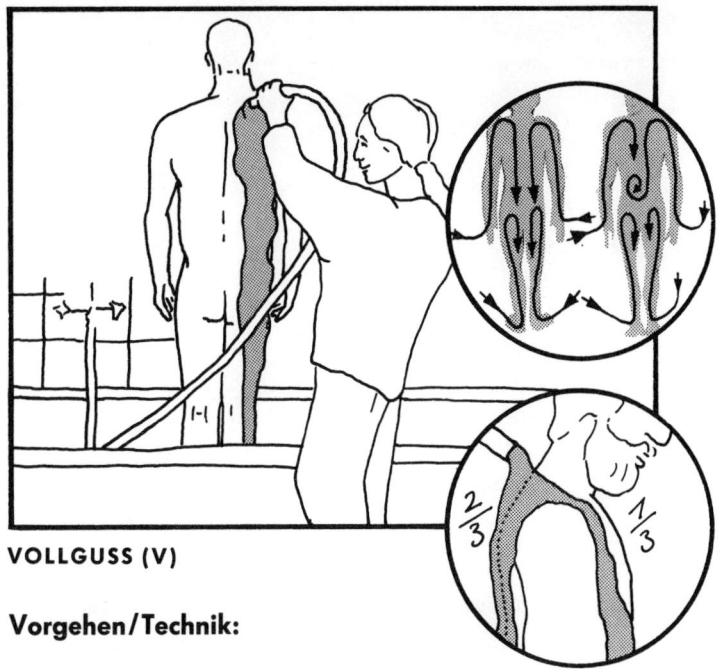

VOLLGUSS (V)

Vorgehen/Technik:

Rückseite: (Patient steht mit dem Rücken zum Wasserstrahl)

rechtes Bein:

— Beginn am rechten Fußrücken — an der Außenseite des Beines aufwärts bis zum Gesäß

— an der Innenseite des Beines wieder abwärts

linkes Bein:

— Beginn am linken Fußrücken — an der Außenseite des Beines aufwärts bis zum Gesäß

— an der Innenseite des Beines wieder abwärts

rechter Arm:

— an der Außenseite aufwärts bis zur Schulter — kurz verweilen: $1/3$ der Wassermenge läuft nach vorne über die Schulter, $2/3$ über die Schulter nach hinten ab (siehe Abb.)

— in Schulterhöhe mehrmals von rechts nach links überwechseln ($1/3$ des Wassers läuft nach vorne ab, $2/3$ nach hinten!)

— abwärts über rechte Rückenseite bis zur Leiste und überwechseln zur linken Hand

77

linker Arm:

— an der Außenseite aufwärts bis zur Schulter — kurz verweilen: $1/3$ der Wassermenge läuft nach vorne über die Schulter, $2/3$ über die Schulter nach hinten ab

— abwärts über linke Rückenseite — Innenseite des linken Beines

— Umdrehen des Patienten

<u>Vorderseite:</u>

rechter Arm:

— an der Außenseite aufwärts bis zur Schulter: $1/3$ des Wassers läuft zum Rücken ab, $2/3$ nach vorne über die Brust (siehe Abb.)

— abwärts an der rechten Brustseite bis zur Leiste und überwechseln zur linken Hand

linker Arm:

— an der Außenseite aufwärts bis zur Schulter: $1/3$ des Wassers läuft zum Rücken ab, $2/3$ nach vorne über die Brust (siehe Abb.)

— in Schulterhöhe mehrmals von rechts nach links überwechseln

— $1/3$ des Wassers läuft nach hinten ab, $2/3$ nach vorne!

— danach auf der linken Seite der Brust abwärts, mehrmaliges Umkreisen des Bauches im Uhrzeigersinn (Leibspirale)

— danach an der Außenseite des linken Beines abwärts

— abschließend beide Fußsohlen begießen; Bettruhe

Was wird benötigt:

Gummischlauch: Länge mindestens 1,5 m
                        Durchmesser $3/4$ Zoll oder
Gießhandstück (siehe Bezugsquellen)

Besondere Bemerkungen:

Untrainierte dürfen nie mit dem Vollguß beginnen!
langsamer Aufbau des Trainings über mindestens (!) eine Woche durch kleinere Teilanwendungen (Reizstärke 1—2)

EIGENE NOTIZEN ZU DEN GÜSSEN:

,,Wie jeder Wickel seinen eigenen Namen trägt,
so hat er auch seine eigene Wirkung.
Und wie die Wickel ganz verschieden voneinander sind,
so sind auch die Wirkungen verschieden.
Doch darin stimmen alle überein, daß sie auflösen,
die kranken Stoffe selber aufnehmen, ausleiten und
so die Natur verbessern.''

Sebastian Kneipp, Mein Testament, 1895

WICKEL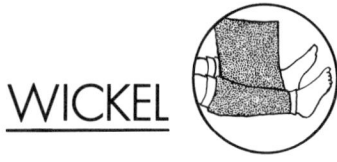

Wickel eignen sich hervorragend zur häuslichen An-
wendung von leichten Befindlichkeitsstörungen bis hin zur
Behandlung schwerer und chronischer Krankheiten. Bei der
Wickelbehandlung werden der gesamte Körper
(Ganzpackung) oder Körperteile wie Rumpf, Extremitäten
(Teilwickel) mit 3 verschiedenen Tüchern eingehüllt:

Unmittelbar auf die Haut kommt das feuchte *Innentuch* aus
grobem Leinen,

darüber — an den Kanten jeweils 4 cm breiter — das
trockene *Zwischentuch* aus Baumwolle

und abschließend — an den Kanten jeweils 2 cm schmaler
als das Zwischentuch — das trockene *Außentuch* aus
Wolle, Flanell.

Bezeichnung der Wickel: je nach der behandelten
Körperregion bzw. dem Körperteil: Hals-, Brust-, Leib-
(= Lendenwickel), Rumpf (= Kurzwickel), Arm-, Bein-,
Hand-, Waden-, Knie- und Fußwickel.

Wirkungsweise: *Kalte* Wickel entziehen sofort Wärme
und bewirken im vegetativen System eine Steigerung des
sog. Sympathikotonus (Sympathikus = Leistungsnerv,
Umweltnerv) mit Gefäßverengung, mäßigem Blutdruck-
anstieg und Anregung des Stoffwechsels sowie einer Ver-
tiefung und Beschleunigung der Atmung. Diese Wirkungen
gehen nach etwa 5 Minuten durch abklingenden Wärmeentzug und zunehmende Gegenreaktion des Körpers
(Wärmeproduktion) in einen erhöhten sog. Vagotonus
(Vagus = Ruhenerv, Erholungsnerv) über. Es kommt zur

Entspannung im Bereich der Muskulatur des Bewegungs-apparates (z.B. Halswirbel-, Lendenwirbelsäulenbereich, Schulter-, Hüftgelenk) und der inneren Organe (z.B. Gallen-blase, Harnleiter, Harnblase) mit dem gemeinsamen Ziel und Effekt der Entspannung und somit Schmerzlinderung.

Ähnliche Wirkung haben auch *heiße* Wickel (ca. 45 °C).

Die reaktiv erfolgende Gefäßerweiterung bewirkt auch eine Blutdrucksenkung und somit Entlastung im Herz-Kreislaufsystem.

Je nach Liegedauer wirken die Wickel *wärmeentziehend, wärmestauend* bzw. *-zuführend* oder *schweißtreibend*.

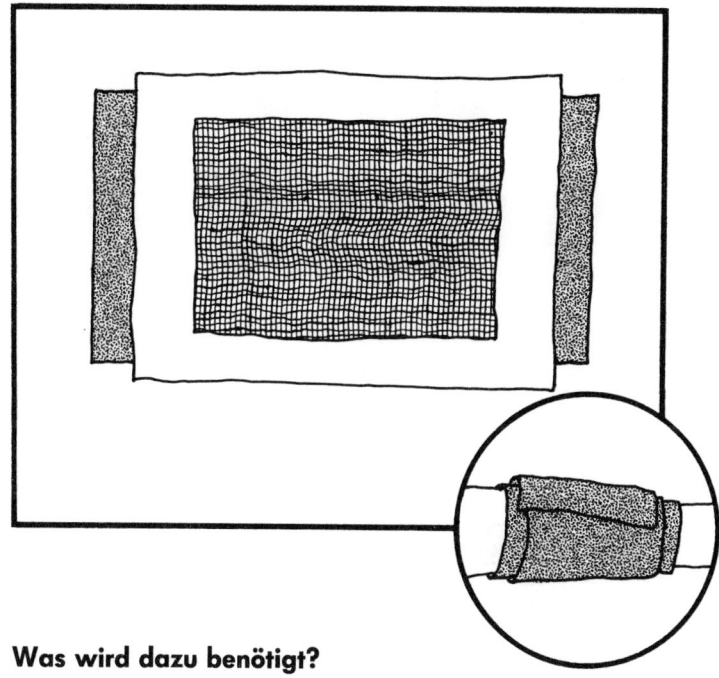

Was wird dazu benötigt?

3 Wickeltücher (Maße siehe bei jeweiliger Anwendung):
— 1 Leinentuch (Innentuch)
— 1 Baumwolltuch (Zwischentuch)
— 1 Woll-/Flanelltuch (Außentuch)

Beachte:

Nach Gebrauch (vor allem bei Behandlung von Infektionskrankheiten) das Wickelinnen- und -zwischentuch gut ausspülen, anschließend auskochen, ggf. unter Zusatz einer bakterienfeindlichen Lösung (z.B. Sagrotan).

Unterscheiden Sie die folgenden Begriffe:

WICKEL: (Synonym Umschläge) Körperteile (Gelenke, Schenkel, Hals etc.) werden in ihrem ganzen Umfang umwickelt

AUFLAGEN: (Synonym Aufschläge) umfassen nicht den ganzen Körperteil, sondern liegen nur einseitig oder teilweise auf (z.B. Oberaufschläger, Unteraufschläger, Heusack, Lehm-, Quarkauflagen, Leinsamen-, Bockshornkleeauflagen)

KOMPRESSEN: entsprechen den Auflagen (Aufschlägen). Es werden aber nur kleinste Körperteile bedeckt (z.B. kalte Herzkompresse, Dampfkompresse)

PACKUNGEN: mehr als die Hälfte des Körpers wird eingepackt ($3/4$-Packung, Ganzpackung, nasses Hemd, spanischer Mantel)

kalter Wickel: anfänglich Wärmeentzug, sekundär folgend Entwicklung von Lagerwärme (Fehlreaktion, wenn diese nicht eintritt) = Umschaltung von der Leistungsphase zur Erholungsphase

Wärmeentwicklung ist das Ziel der Behandlung mit kalten Wickeln.

Vorwärme wichtig!

warmer/heißer Wickel: passive Wärmezufuhr, entkrampfend, durchblutungsfördernd

SCHEMATISCHE DARSTELLUNG DES WIRKUNGSABLAUFES BEI WICKELN

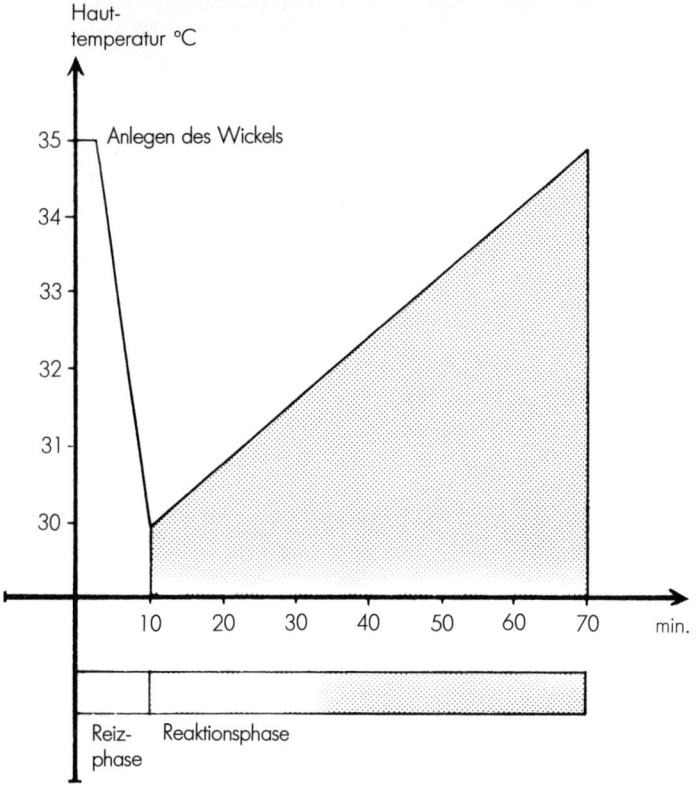

Reizphase:

Wickel = kalt
Körper kühlt ab
Gefäße: eng
vegetatives Nervensystem:
Streßreiz (Sympaticus überwiegt)

Reaktionsphase:

Wickel nimmt Wärme auf
Körper produziert Wärme
Gefäße erweitern sich
(Arterien)
vegetatives Nervensystem:
Erholungsphase (Vagus überwiegt)
Venen: Funktion stabilisiert sich
(Venenklappen, Tonus)

Wickelzusätze

ZUSATZ	VORGEHEN/ TECHNIK	WIRKUNG	ANWENDUNGS- BEREICHE (INDIKATIONEN)
a) zu kalten Wickeln:			
Essigwasser:	1 Teil Obstessig und 2 Teile Wasser mischen und das Wickeltuch eintauchen	reaktionsverstärkend	zur Stabilisierung des Säureschutzmantels der Haut
Lehmwasser:	ca. 3 Händevoll Lehmpulver in 3 l Wasser aufschwemmen, bis ein dickflüssiger Brei entsteht	entzündungshemmend	Venenentzündung, Lymphgefäßentzündung, Lymphknotenentzündung. Ekzem, Psoriasis vulgaris, Pruritus
b) zu warmen Wickeln:			
Heublumen:	ca. 2 Händevoll Heublumen in ca. 4 l Wasser ½ Stunde lang kochen und das Wickeltuch mit dem Absud tränken	durchblutungsverbessernd	Blasenentzündung, Bronchitis, degenerative nicht entzündliche rheumatische Erkrankungen
Haferstroh:	ca. 2 Händevoll Haferstroh in ca. 4 l Wasser ½ Stunde lang kochen und das Wickeltuch mit dem Absud tränken	entzündungshemmend	Blasenentzündung, Entzündungen der Haut
Kamille:	ca. 2 Händevoll Kamillenblüten in ca. 4 l Wasser ½ Stunde lang kochen und das Wickeltuch mit dem Absud tränken	entzündungswidrig	Entzündungen, Eiterungen
Eichenrinde:	ca. 1 handvoll Eichenrinde in ca. 4 l Wasser ½ Stunde lang kochen und das Wickeltuch mit dem Absud tränken	entzündungswidrig	oberflächliche Entzündungen, Hämorrhoiden
Zinnkraut:	ca. 3 Händevoll Zinnkraut mit ca. 4 l Wasser ½ Stunde lang kochen und das Wickeltuch mit dem Absud tränken	wundheilend	Hautleiden, Frostschäden, Hämorrhoiden
Kochsalz:	ca. 100 g Kochsalz mit ca. 5 l Wasser ca. ½ Stunde lang kochen und das Wickeltauch mit dem Absud tränken	hautreizend	insbesondere Brustwickel: Bronchitis, Pneumonie

Wickel auf einen Blick

WIRKUNG	LIEGEDAUER	ZUSATZ	ANLEGE-TEMPERATUR
Wärmeentzug: bei lokalen Entzündungen (z.B. der Beinvenen) Fieber	bis der Wickel nicht mehr als kalt empfunden wird evtl. mehrmals wiederholen	kaltes Wasser Quark Lehm	so kalt wie möglich
Wärmeproduktion/-stau: bei Krampfzuständen innerer Organe und Gefäße (Anregung der Verdauung und des Stoffwechsels, durchblutungsfördernd)	¾–1¼ Std. (bzw. bis gute Durchwärmung eingetreten ist	Salz Essig Retterspitz Kräuterabkochungen	je nach Indikation: kalt warm/heiß
Schweißtreibend: bei Stoffwechselstörungen (Adipositas, Gicht) zur Entschlackung	bis zum Schweißausbruch + 30 min. (insgesamt ca. 2–2½ Std.)	Salz Essig	kalt (bevorzugt) warm/heiß

EIGENE NOTIZEN:

WADENWICKEL (Ww) kalt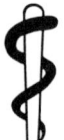

Altes, leicht anzuwendendes Hausmittel — kleiner Aufwand, großer Effekt

Anwenden bei (Indikationen):

generellen Überhitzungszuständen: Fieber, ,,Hitzschlag''

örtlichen Entzündungen: Venenentzündungen, Blutergüssen, Prellungen

Neigung zu hohem Blutdruck

Überanstrengung nach langem Stehen und Gehen (Märschen)

vegetativer Labilität

Einschlafstörungen

nervöser Übererregbarkeit

Vorsicht bei/nicht geeignet bei (Kontraindikationen):

akuten Harnwegsinfekten

Ischiasnervenreizung

nicht bei beginnenden Erkältungskrankheiten und ansteigendem Fieber

nicht bei Frieren, Frösteln

Wirkung:

wärmeentziehend
entzündungshemmend
gewebestraffend
schlaffördernd
schmerzlindernd

— vegetativ stabilisierend
— blutdrucksenkend
— herzentlastend
— beruhigend

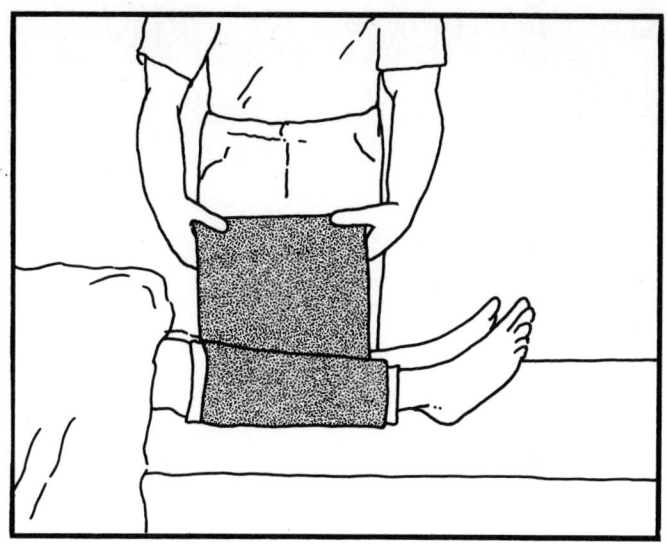

WADENWICKEL (Ww)

Vorgehen/Technik:

— Leinentuch in kaltes Wasser tauchen, leicht auswringen
— Tücher faltenlos, straff um den Unterschenkel wickeln:
   — auf der Haut: Leinentuch
   — darüber: Baumwolltuch
   — darüber: Wolltuch
— sich gut zudecken und ruhen

<u>Liegedauer</u>: ca. 15—20 min.
               zur Fiebersenkung Abnahme, wenn der Wickel
               nicht mehr als kalt empfunden wird
               (ggf. öfters wiederholen)

Was wird dazu benötigt?

3 Wickeltücher:
   1 Leinentuch naß (30 x 70 cm)
   1 Baumwolltuch (34 x 70 cm)
   1 Wolltuch   (32 x 70 cm)

NASSE STRÜMPFE/SOCKEN (NS)

Anzuwenden bei (Indikationen)

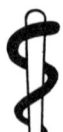

Einschlafstörungen
Krampfaderleiden

Vorsicht bei/nicht geeignet bei (Kontraindikationen):

Menstruation
akuten Harnwegsinfekten
Frieren, Frösteln

Wirkung:

schlaffördernd
venentonisierend
beruhigend

EIGENE NOTIZEN:

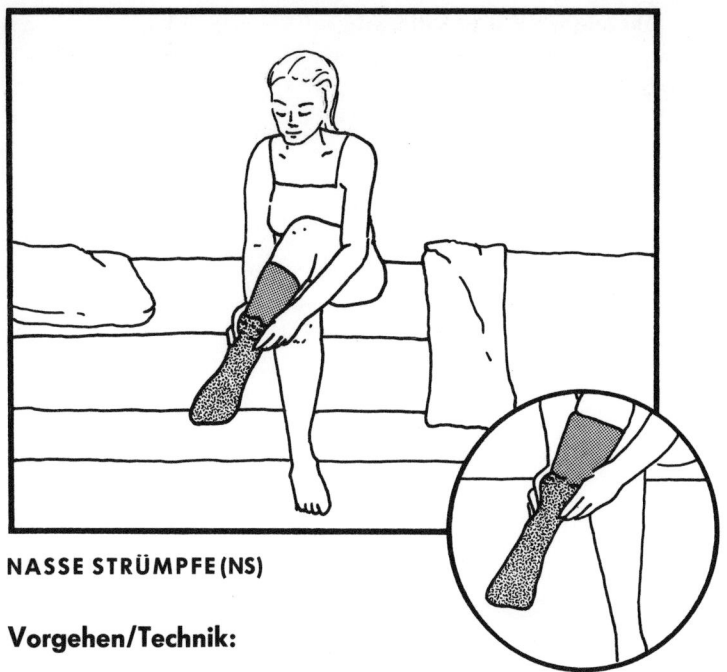

NASSE STRÜMPFE (NS)

Vorgehen/Technik:

— Leinenstrümpfe in kaltes Wasser tauchen — ausdrücken anziehen — glattstreichen
— Wollstrümpfe darüberziehen

Liegedauer:

— als Einschlafhilfe: solange sie als angenehm empfunden werden (evtl. auch die ganze Nacht liegen lassen)
— bei Krampfaderleiden oder gestauten Beinen sollten die Strümpfe früher abgenommen werden (bevor sie sich erwärmen)

Was wird dazu benötigt?

1 Paar Leinenstrümpfe (siehe Strickanleitung)
1 Paar Wollstrümpfe

Besondere Bemerkungen:

für den häuslichen Gebrauch besonders gut geeignet

89

Besondere Bemerkungen:

Zusätze:

— Quark: bei örtlichen Entzündungen hautpflegend
— Lehmwasser/Lehm
— Retterspitz

> Fieber ist keine Krankheit, sondern eine für die körper-
> liche Abwehrfunktion nützliche Leistung!

EIGENE NOTIZEN:

LENDENWICKEL (Lw) kalt 💧💧💧

Anzuwenden bei (Indikationen):

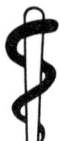

chronischer Stuhlverstopfung (Obstipation)

Magen-/Zwölffingerdarmgeschwüren sowie Schleim-
hautentzündungen

Verkrampfungszustände im Magen-Darmbereich

Entzündungen von Galle/Gallenwegen einschließlich
Bauchspeicheldrüse

Bluthochdruck

Einschlafstörungen

Vorsicht bei/nicht geeignet bei (Kontraindikationen):

Menstruation
Harnwegsinfekten

Wirkung:

entkrampfend auf die darunterliegenden Organe

verdauungsfördernd

stabilisierend auf Verdauungsorgane (Galle, Bauchspeicheldrüse)

schlaffördernd

vegetativ entspannend

blutdrucksenkend (ca. 20 mmHg)

schmerzlindernd

Was wird dazu benötigt?

3 Wickeltücher:
    1 Leinentuch naß (40 x 190 cm)
    1 Baumwolltuch (50 x 190 cm)
    1 Wolltuch   (45 x 190 cm)

92

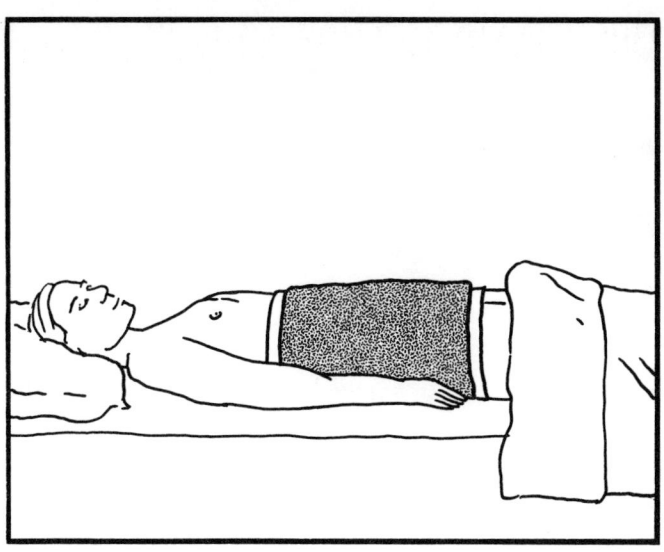

LENDENWICKEL (Lw)

Vorgehen/Technik:

Tücher faltenlos straff um den Leib wickeln:
— auf der Haut: Leinentuch
— darüber: Baumwolltuch
— darüber: Wolltuch

Plazierung: Rippenbogen bis Mitte Oberschenkel

Liegedauer: ¾ bis 1¼ Stunde

Besondere Bemerkungen:

Wickel darf bei fachgerechtem Anlegen und richtiger
Reaktion nach 10 Minuten nicht mehr als kalt empfunden
werden,
sonst: Wärmezufuhr (Wärmflasche, warme Getränke) bzw.
abnehmen

BRUSTWICKEL (BrW) heiß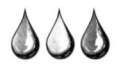

Anzuwenden bei (Indikationen):

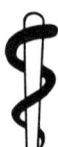

chronischer Bronchitis

Vorsicht bei/nicht geeignet bei (Kontraindikationen):

Fieber

Wirkung:

bronchienentkrampfend
schleimlösend, auswurffördernd

Besondere Bemerkungen:

ggf. Einreibung von Brust und Rücken mit ätherischen Ölen,
dann Anlegen des feucht-heißen Wickels.

ggf. Kräuter- oder andere Zusätze (Thymian, Kochsalz)

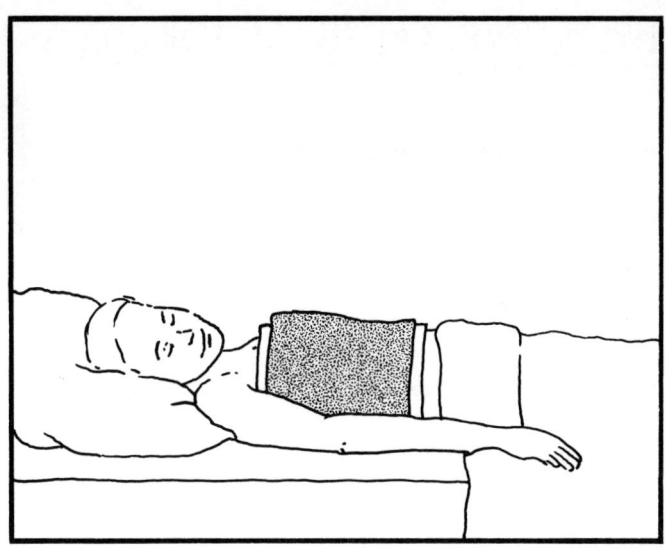

BRUSTWICKEL (BrW)

Vorgehen/Technik:

Tücher faltenlos straff um die Brust wickeln:
— auf der Haut: Leinentuch
— darüber: Baumwolltuch
— darüber: Wolltuch

<u>Plazierung:</u> Achselhöhle bis Rippenbogen

<u>Liegedauer:</u> solange der Wickel als warm empfunden wird
                (ca. ½ Stunde)

Was wird dazu benötigt?

3 Wickeltücher:
    1 Leinentuch naß (40 x 190 cm)
    1 Baumwolltuch   (48 x 190 cm)
    1 Wolltuch   (44 x 190 cm)

BRUSTWICKEL (BrW) kalt 💧💧💧

Anzuwenden bei (Indikationen):

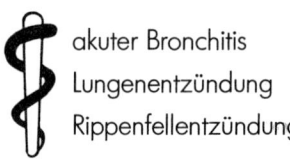

akuter Bronchitis

Lungenentzündung

Rippenfellentzündung

Vorsicht bei/nicht geeignet bei (Kontraindikationen):

Frieren, Frösteln

Wirkung:

entzündungshemmend

kurzzeitige Abkühlung soll anschließende Wieder-
erwärmung/Mehrdurchblutung im Brustraum bewirken

Sekretverdünnung in den Bronchien

fiebersenkend

schmerzlindernd

Vorgehen/Technik:

Tücher faltenlos straff um die Brust wickeln:
— auf der Haut: Leinentuch
— darüber: Baumwolltuch
— darüber: Wolltuch

Plazierung: Achselhöhle bis Rippenbogen

Liegedauer: bis gute Durchwärmung eingetreten ist
(ca. ¾ — 1¼ Stunde)

Was wird dazu benötigt?

3 Wickeltücher:
  1 Leinentuch naß (40 x 190 cm)
  1 Baumwolltuch (48 x 190 cm)
  1 Wolltuch   (44 x 190 cm)

Besondere Bemerkungen:

unterstützend zur Medikamentenbehandlung geeignet
Wärmeentwicklung = Ziel der Behandlung

EIGENE NOTIZEN:

HALSWICKEL (Hw) kalt 💧💧

Anzuwenden bei (Indikationen):

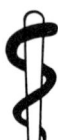

akuter Halsentzündung (Mandeln, Kehlkopf)
(ggf. mit Quarkzusatz)

leichter Schilddrüsenüberfunktion

akuten und chronischen Entzündungen im Nasen-
Rachenraum

akuten und chronischen Entzündungen der Nasennebenhöhlen

Vorsicht bei/nicht geeignet bei (Kontraindikationen):

aufkommenden Erkältungskrankheiten und bei
ansteigendem Fieber

Wirkung:

wärmeentziehend
stoffwechseldämpfend
entzündungshemmend
schleimhautberuhigend im Hals-Rachenbereich

Was wird dazu benötigt?

3 Wickeltücher:
1 Leinentuch naß (10 x 70 cm)
1 Baumwolltuch (15 x 70 cm)
1 Wolltuch (12 x 70 cm)
ggf. Quark

98

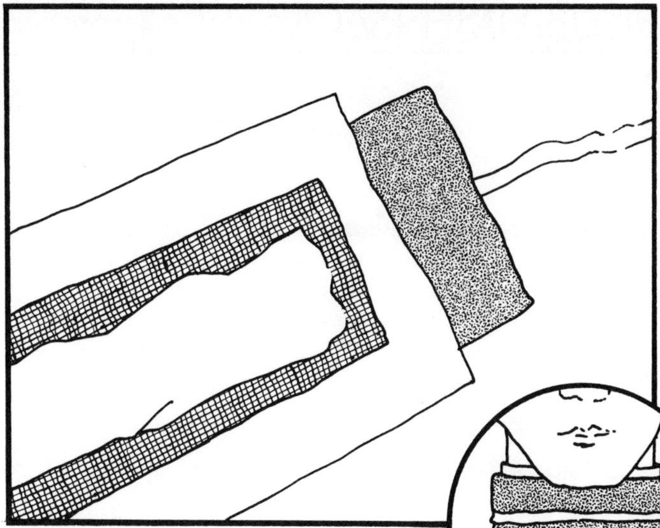

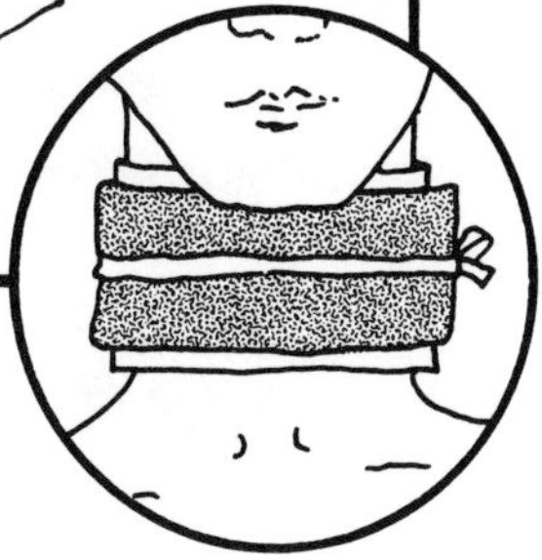

HALSWICKEL (Hw)

Vorgehen/Technik:

Tücher faltenlos um den Hals wickeln:
— auf der Haut: Leinentuch, in kaltes Wasser getaucht und
　　　　　　　leicht ausgewrungen (ggf. mit Quark)
— darüber:　　　Baumwolltuch
— darüber:　　　Wolltuch
— Bettruhe während der Anwendung (auch wenn kein
　Fieber besteht!)

Liegedauer:

— bei akuten Prozessen: Abnahme, wenn der Wickel nicht
　mehr als kalt empfunden wird
　wiederholen oder zweimal täglich (morgens und abends)
　anlegen

— bei chronischen Erkrankungen mehrere Wochen
　abends anlegen und über Nacht liegenlassen

Besondere Bemerkungen:

keine Fremdhilfe erforderlich

bei Schmerzzunahme während der Behandlung Wickel
sofort abnehmen

99

HEUBLUMENSACK (Hs) allgemein

Das „Morphium" der Naturheilkunde

Anzuwenden bei (Indikationen):

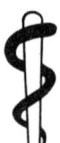

nicht-entzündlichen Verspannungszuständen von Muskulatur (Hartspann) und Eingeweiden (z.B. Galle, Magen-Darm)

degenerativen Erkrankungen von Wirbelsäule und Gelenken im nicht-entzündlichen Stadium

Verschleißerscheinungen an Gelenken und Wirbelsäule

akuter und chronischer Bronchitis (auf Brust oder Rücken legen)

Vorsicht bei/nicht geeignet bei (Kontraindikationen):

Herz- und Kreislaufschwäche

Entzündungen im Behandlungsgebiet

Wirkung:

örtlich, sowie in die Tiefe, auch reflektorisch auf die darunterliegenden Organe:

entkrampfend/entspannend
durchblutungsfördernd
stoffwechselanregend
beruhigend
schmerzlindernd

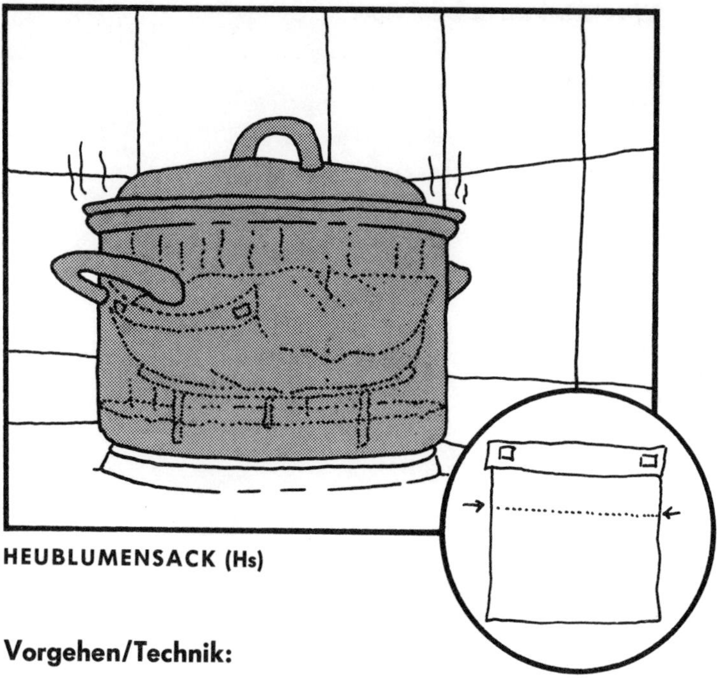

HEUBLUMENSACK (Hs)

Vorgehen/Technik:

— Heusack zu zwei Dritteln mit Heublumen füllen — ver-
schließen (zubinden, zunähen, ggf. Plastikreißverschluß,
Plastikdruckknöpfe, Klettverschluß)

— Heusack unter fließendem Wasser anfeuchten

— in einen Kochtopf auf einen Siebeinsatz legen
(zuvor unter den Siebeinsatz Wasser füllen)

— ca. 20 Minuten dämpfen

— nach Entnahme (Gabel, Isolierhandschuhe) aufschütteln
Inhalt gleichmäßig verteilen

— vorsichtig erst anlegen und dann befestigen (s.u.),
um frühzeitiges Abkühlen zu vermeiden

— ggf. Gummi- oder Plastiktuch als Nässeschutz unterlegen

Liegedauer: erst abnehmen, wenn der Heusack nicht mehr
warm ist (ca. 45 Minuten bis eine Stunde)

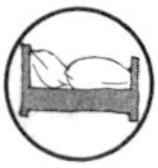

 anschließend noch ca. eine halbe Stunde
Bettruhe

Was wird dazu benötigt?

1 Leinensack (30 x 50 cm)
Heublumen oder
Fertig-Heusack (Heupack „Heubatherm")
Gummi- oder Plastiktuch als Nässeschutz

Besondere Bemerkungen:

Vorsicht Verbrennungsgefahr! — insbesondere bei zu hoher
Dampfsättigung (Hs zu feucht)

EIGENE NOTIZEN:

HEUBLUMENSACK (Hs)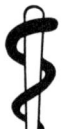
IM NACKEN

Anzuwenden bei (Indikationen):

HWS-Syndrom

Mitbehandlung bei Epikondylitis (Tennisarm)

Vorsicht bei/nicht geeignet bei (Kontraindikationen):

Nervenentzündungen

Entzündungen der Haut im Behandlungsgebiet

Wirkung:

entkrampfend/entspannend

durchblutungsfördernd

stoffwechselanregend

beruhigend

schmerzlindernd

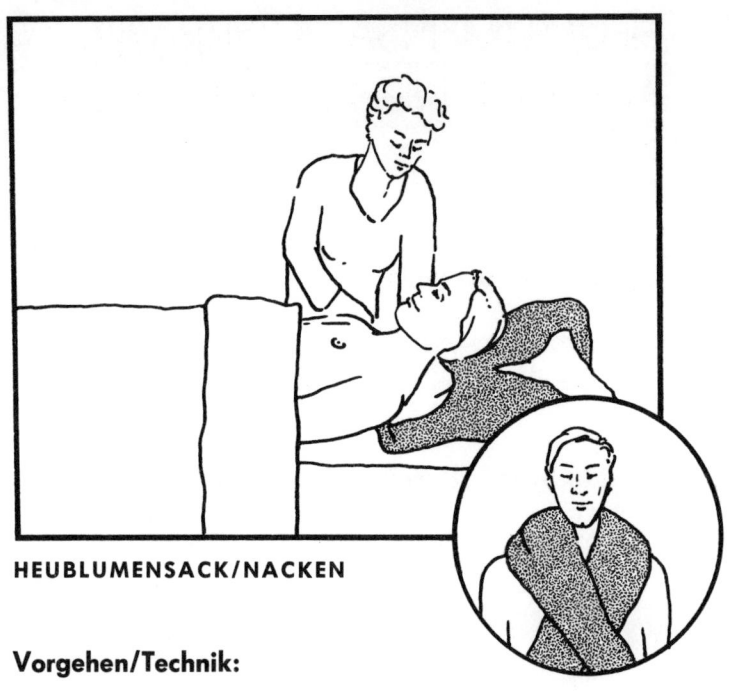

HEUBLUMENSACK/NACKEN

Vorgehen/Technik:

— den vorbereiteten Heublumensack vorsichtig im Nacken
   anlegen (siehe Abbildung), ggf. Gummi- oder Plastiktuch
   als Nässeschutz unterlegen

Liegedauer: Abnehmen, wenn der Heusack nicht mehr
   warm ist

Was wird dazu benötigt?

1 Heublumensack (siehe dort)
z.B. Schlafanzughose o.ä. zum befestigen
Gummi- oder Plastiktuch als Nässeschutz

Besondere Bemerkungen:

Vorsicht Verbrennungsgefahr! — insbesondere bei zu hoher
Dampfsättigung (Hs zu feucht)

HEUBLUMENSACK (Hs) 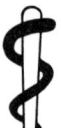 AN DER LENDENWIRBELSÄULE (LWS)

Anzuwenden bei (Indikationen):

chronischen Lendenwirbelsäulenbeschwerden
Hüftgelenksarthrose (Coxarthrose)

Vorsicht bei/nicht geeignet bei (Kontraindikationen):

akuter Ischiasnervenreizung („Hexenschuß")

Wirkung:

entkrampfend/entspannend
durchblutungsfördernd
stoffwechselanregend
beruhigend
schmerzstillend

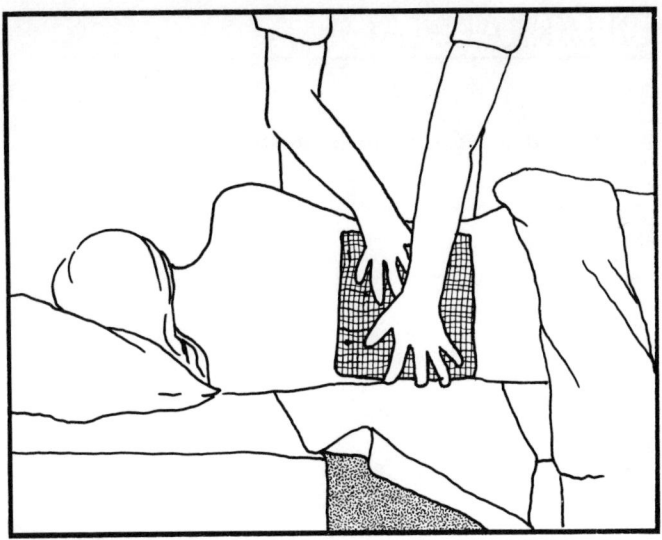

HEUBLUMENSACK LUMBAL

Vorgehen/Technik:

— anlegen des Hs in Seitenlage (siehe Abbildung)
— befestigen mit den Tüchern
  — zunächst Baumwolltuch straff und faltenlos um den Leib wickeln
  — darüber das Wolltuch
— zurückdrehen in Rückenlage (ggf. kann die Seitenlage auch beibehalten werden)

<u>Liegedauer:</u> Abnahme, wenn der Heusack nicht mehr warm ist

Was wird dazu benötigt?

1 Heublumensack (siehe dort)
1 Baumwolltuch (50 x 190 cm)
1 Wolltuch (45 x 190 cm)

Besondere Bemerkungen:

Vorsicht Verbrennungsgefahr! — insbesondere bei zu hoher Dampfsättigung (Hs zu feucht)

QUARKAUFLAGE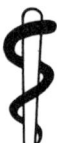

Anzuwenden bei (Indikationen):

Entzündungen im Bereich von
— Gelenken
— Venen
— der Haut
stumpfen Traumen (Prellungen, Verstauchungen)

Wirkung:

wärmeentziehend
entzündungshemmend
gewebsberuhigend
abschwellend
hautpflegend

EIGENE NOTIZEN:

Vorgehen/Technik:

— Quark oder Topfen mit etwas Milch zu einem geschmei-
  digen Brei zusammenrühren
— fingerdick auf das feuchte Leinentuch auftragen und mit
  Gaze (oder Tüllgardinenstoff) abdecken
— auf zu behandelnde Stelle (Gelenk, Vene) auflegen
— darüber das Baumwolltuch
— darüber das Wolltuch

Liegedauer: — soll Wärmeentzug erfolgen, muß die Auflage
  entfernt werden, bevor sie sich erwärmt,
  ggf. dann mehrfach wiederholen
— sonst bis zum Trockenwerden

Was wird dazu benötigt?

3 Wickeltücher (Größe entsprechend der zu behandelnden
  Fläche):
— 1 Leinentuch
— 1 Baumwolltuch
— 1 Wolltuch
1 Gazetuch (oder ein Stück Tüllgardinenstoff)
Quark/Topfen
Milch

DAMPFKOMPRESSE (DKr)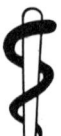

Anzuwenden bei (Indikationen):

Verspannungszustände
  der Wirbelsäule (vor allem Hals- und
  Lendenbereich)
  des Leibes

Vorsicht bei/nicht geeignet bei (Kontraindikationen):

Entzündungszustände im behandelten Gebiet

Wirkung:

entkrampfend/entspannend
durchblutungsfördernd
stoffwechselanregend
beruhigend
schmerzstillend

Was wird dazu benötigt?

1 Leinentuch, 180 x 80 cm, zwölffach gefaltet
kochendes Wasser
großes Handtuch zum Auswringen des Leinentuches
1 Flanelltuch
Tücher zum Befestigen der Dampfkompresse
(siehe bei jeweiligem Wickel)

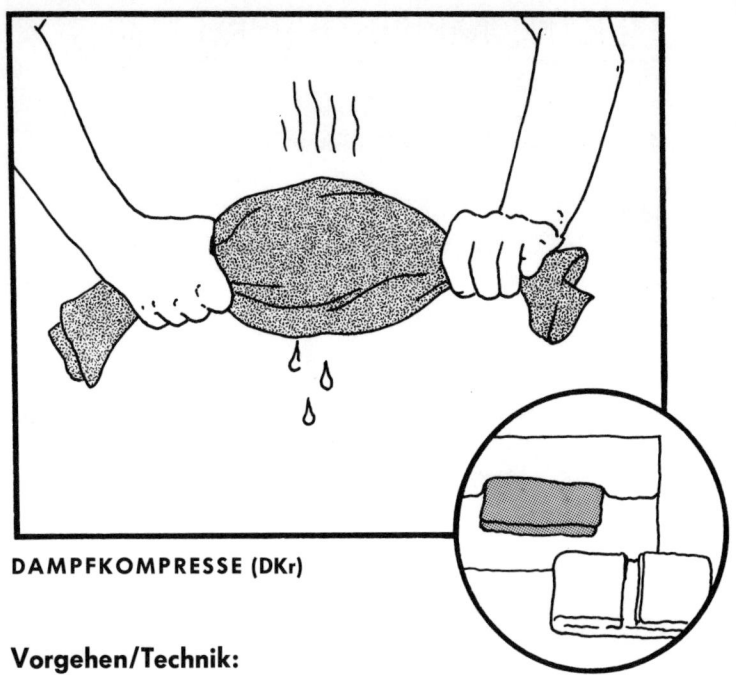

DAMPFKOMPRESSE (DKr)

Vorgehen/Technik:

— das gefaltete Leinentuch in kochendheißes Wasser
   tauchen

— das Leinentuch aus dem heißen Wasser nehmen und
   in dem Handtuch auswringen

— die ausgewrungene Kompresse in das Flanelltuch
   einschlagen

— die Kompresse mit den vorbereiteten Wickeltüchern
   an der jeweiligen Stelle des Körpers befestigen

— Plazierung: je nach Indikation

— Liegedauer: Abnahme, wenn die Dampfkompresse nicht
   mehr warm ist

— anschließend ca. eine bis eineinhalb Stunden (Bett-)
   Ruhe

Besondere Bemerkungen:

Vorsicht Verbrennungsgefahr sowohl beim Auswringen als
auch beim Auflegen!

HERZKOMPRESSE (HKr) kalt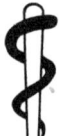

Anzuwenden bei (Indikationen):

allgemeiner Unruhe, Erregung

Herzklopfen, Herzjagen (auch während einer Anwendung, z.B. Heusack)

nervösen Herzbeschwerden

Vorsicht bei/nicht geeignet bei (Kontraindikationen):

Angina pectoris

Wirkung:

dämpfend, beruhigend

herzfrequenzsenkend

Vorgehen/Technik:

— Leinentuch in kaltes Wasser tauchen und leicht
  auswringen
— auf Herzgegend (linke vordere Brustseite) auflegen
— darüber: Baumwolltuch
— darüber: Wolltuch
— Liegedauer: ca. 10 bis 15 Minuten

Was wird dazu benötigt?

3 Tücher:
   1 Leinentuch naß (20 x 20 cm, achtlagig)
   1 Baumwolltuch
   1 Wolltuch

Besondere Bemerkungen:

auch mehrmals nacheinander anwendbar

LEIBAUFLAGE (LAfl) heiß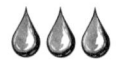

Anzuwenden bei (Indikationen):

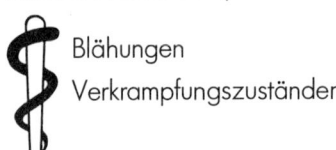
Blähungen
Verkrampfungszuständen

Vorsicht bei/nicht geeignet bei (Kontraindikationen):

Entzündungen im Bauchraum

Wirkung:

krampflösend
durchblutungsfördernd

Was wird dazu benötigt?

3 Tücher:
    1 Leinentuch (40 x 190 cm)
    1 Baumwolltuch (50 x 190 cm)
    1 Wolltuch (45 x 190 cm)
kochendes Wasser (ca. ein bis zwei Liter)
Handtuch zum Auswringen des Leinentuches

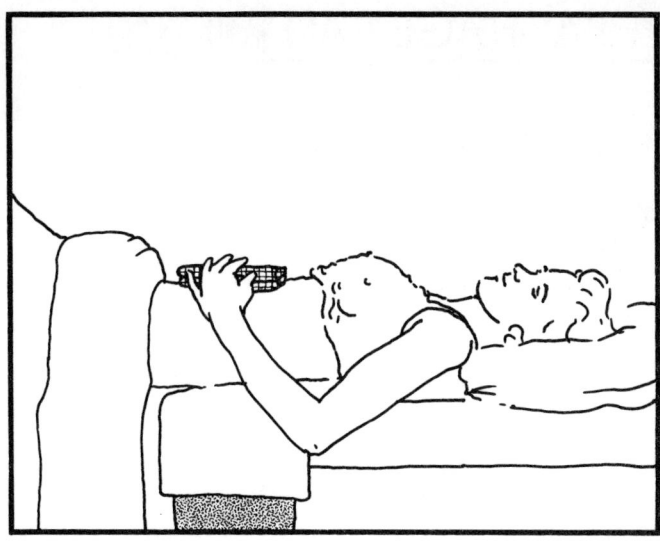

LEIBAUFLAGE (LAfl)

Vorgehen/Technik:

— achtfach gefaltetes Leinentuch in kochendes Wasser eintauchen, abtropfen lassen, in Handtuch einrollen und
   kräftig auswringen

— vorsichtig auf den Leib legen (Nabel in Mitte) und mit
   bereitgelegten Tüchern befestigen (siehe Lendenwickel)

Liegedauer: solange die Auflage als warm empfunden wird

Besondere Bemerkungen:

Vorsicht Verbrennungsgefahr sowohl beim Auswringen als
auch beim Auflegen der Auflage!

LEIBAUFLAGE (LAfl) kalt 💧💧💧

Anzuwenden bei (Indikationen):

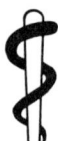

Obstipation/Dramträgheit insbesondere bei schlaffem atonischem Darm

Fieberzuständen

Vorsicht bei/nicht geeignet bei (Kontraindikationen):

Regelblutung

Wirkung:

tonisierend, anregend

verdauungsfördernd

durchblutungsfördernd (im Bauchraum)

entzündungshemmend

Vorgehen/Technik:

— achtfach gefaltetes Leinentuch in kaltes Wasser
  eintauchen und kräftig auswringen
— auf den Leib legen (Nabel in Mitte) und mit bereitgelegten Tüchern befestigen (siehe Lendenwickel)

Liegedauer: 3/4 bis 1 1/4 Stunden (orientiert am Wohlbefinden)

Was wird dazu benötigt?

3 Tücher:
    1 Leinentuch (40 x 190 cm)
    1 Baumwolltuch (50 x 190 cm)
    1 Wolltuch (45 x 190 cm)
kaltes Wasser (ca. ein bis zwei Liter)

EIGENE NOTIZEN:

*,,Wie unsere sämtlichen Wasseranwendungen,
so wirken auch die Dämpfe in der gelindesten Form
und deshalb durchaus unschädlich
und ungefährlich.*

*Gleichwohl erheischt die Anwendung der
Wasserdämpfe große Vorsicht. Was den Kranken,
der richtig und nach Vorschrift anwendet,
gesund macht, kann bei Nachlässigkeit und
Sichgehenlassen einen Gesunden krank machen."*

Sebastian Kneipp, Meine Wasserkur, 1888

DÄMPFE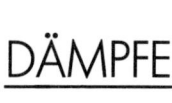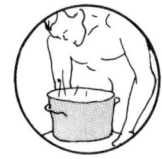

Dämpfe sind Heißanwendungen, für den Hausgebrauch
einfach herstellbar und haben therapeutischen Charakter,
das heißt sie sind bei Erkrankungen akuter und chronischer
Art gut einzusetzen. Sie wirken durch die Wärme durch-
blutungsverbessernd, krampf- und schleimlösend, auch
schmerzstillend und sollten nur nach ärztlicher Verordnung
verabreicht werden.

Aufgrund der guten Durchführbarkeit und der Vielfalt der
Anwendungsmöglichkeiten sei hier vor allem der Kopfdampf
dargestellt.

KOPFDAMPF (Kd)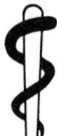

Anzuwenden bei (Indikationen):

Nebenhöhlenentzündungen akut und chronisch, auch eitrig

degenerative Schleimhauterkrankungen der oberen Luftwege sowie im Nasen- und Rachenraum

Hautunreinheiten (Akne)

gefäßbedingtem (vasomotorischem) Kopfschmerz

Erkältungen, Schnupfen, Husten, Heiserkeit

Vorsicht bei/nicht geeignet bei (Kontraindikationen):

grünem/grauem Star

entzündlichen Hauterkrankungen

starker Arterienverkalkung

starkem allgemeinem Schwächezustand

Wirkungsweise:

schleimlösend
sekretionsfördernd
entzündungswidrig
durchblutungsfördernd
hautreinigend

schweißtreibend
stoffwechselanregend
krampflösend
schmerzstillend

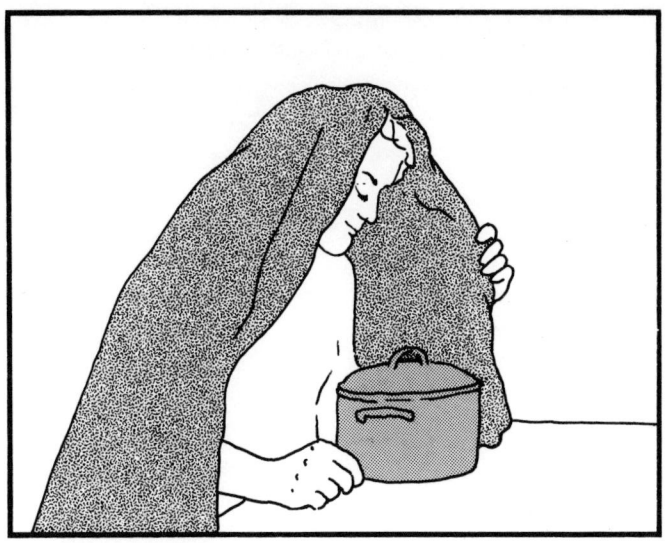

KOPFDAMPF (Kd)

Vorgehen/Technik:

— vorzugsweise Verabreichung nachmittags ca. 15 bis 17 Uhr (von mehrmals täglich bis dreimal in der Woche)

— drei bis fünf Liter Wasser im Kochtopf zum Sieden bringen

— den Topf am besten auf einem Hocker (gebenenfalls vor dem Bett) plazieren

— die Zusätze (z.B. ätherische Öle) dem Wasser hinzufügen

— zur Sicherheit möglichst einen Rost (Lattenrost o.ä) über den Topf legen

— für möglichst bequeme Sitzhaltung ohne Einschnürung sorgen

— den entkleideten Oberkörper über den Topf beugen

— Kopf und Oberkörper mit Leintuch und Wolldecke so abdecken, daß möglichst kein Dampf entweichen kann

— acht bis zehn Minuten (gegebenenfalls bis 20 Minuten) die Dämpfe durch Mund und Nase einatmen

— anschließend Waschung des Gesichtes mit Wasser von indifferenter Temperatur (= Hauttemperatur)
bei degenerativen und chronischen Erkrankungen kalte Abgießung des Gesichts (oder Gesichtsguß)
— anschließend etwa eine Stunde Bettruhe
— keinesfalls sofort an die kühle Luft gehen

Was wird dazu benötigt?

Hocker
Topflappen
kochendes Wasser (drei bis fünf Liter)
1 Laken
1 große Wolldecke
Zusätze (siehe unten)

Wichtig: warme Füße! (nicht auf kaltem Boden) am besten Anwesenheit einer Aufsichtsperson, vor allem bei Kreislauflabilen besteht Kollapsgefahr!
bei Krankheiten ärztliche Verordnung erforderlich

Besondere Bemerkungen:

Zusätze:

Kamillenblüten (ca. eine Handvoll) oder
Kamillentee-Beutel (vier Stück auf fünf Liter Wasser) oder
Fertigpräparate: z.B. Kamillosan, Perkamillon
ätherische Öle: z.B. Pfefferminz-, Eukalyptus-, Fichten-nadelöl (Dosierung gemäß Herstellerhinweis)

„Wie vom Kopf bis zum Fuß verschiedene Körper-
teile sind, die ihren eigenen Namen tragen, so sind
auch die Gießungen, angefangen vom Kopfguß bis
zum Fußguß, den einzelnen Köperteilen angemessen
und nach diesen benannt.

Ganz so verhält es sich mit den Bädern, die bei
anderer Anwendung auch eine andere Wirkung
hervorbringen, und deren eine große Anzahl,
verschieden in der Anwendung und verschieden
in der Wirkung angeführt werden.

Sebastian Kneipp, Mein Testament, 1895

BÄDER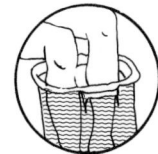

Die im Rahmen der Kneipp-Anwendungen üblichen Bäder
sind Teil- oder Vollbäder, zumeist mit pflanzlichen Wirk-
stoffen versetzt.

Nach der *Flächenausdehnung* unterscheidet man

V	= Vollbad	Szb	= Sitzbd
¾	= Dreiviertelbad	Ab	= Armbad (bis Mitte Oberarm)
½	= Halbbad	Fb	= Fußbad (Unterschenkel)

Nach der *Temperatur* unterscheidet man

— warme Bäder   — Wechselbäder
  (36 bis 38 °C)   (warm/kalt)
— kalte Bäder   — temperaturansteigende Bäder
  (bis 18 °C)   (indifferent bis 39 °C)

Temperaturskala:

0 bis 18 °C	kalt
19 bis 22 °C	temperiert
23 bis 28 °C	kühl
32 bis 35 °C	indifferent (entspricht der Hauttemperatur)
36 bis 38 °C	warm
39 °C bis	heiß
ca. 43 °C	Ertäglichkeitsgrenze

Die *Reizstärke* der Bäder richtet sich nach
— der Zeitdauer
— der Flächenausdehnung
— der Temperatur
— der individuellen Reaktionslage/Belastbarkeit

Die **übliche Badedauer** beträgt für
— warme Voll- und Teilbäder 10 bis 20 Minuten
— Wechselbäder 5 Minuten warm, 10 Sekunden kalt
  (wiederholen)
— temperaturansteigende Bäder klassisch 20 bis 25 Minuten
  (ohne nachfolgende Kaltanwendung)
— temperaturansteigende Bäder modifiziert 8 bis 12 Minuten
  (mit nachfolgender Kaltanwendung)
— kalte Bäder 6 bis 30 Sekunden

WIRKFAKTOREN bei Bädern sind

physikalischer Natur

— *Temperatur:*

  warme Bäder (vagotonisierend): Öffnung der Hautgefäße (Blutmenge in der Haut bis 1,5 Liter), Steigerung
  der Schweißsekretion, Eindickung des Blutes, dadurch
  Sogwirkung und Entschlackung der Körperzellen und des
  Zwischenzellraumes, Alkalisierung und Blutzuckersen-
  kung, Anregung der Darmperistaltik.

  kalte Bäder (sympathikotonisierend): blutverdünnend,
  pH-Werte-senkend, blutzuckersteigernd, Darmperistaltik
  senkend.

— *hydrostatischer Druck:*

  durch das Gewicht des Wassers werden Venen und
  Lymphgefäße komprimiert und die Blutmenge in die inneren Organe verlagert — Vorsicht bei Herzleistungsminderung.

— *Auftrieb:*

  Die Schwerelosigkeit führt zur Entlastung des
  Bewegungsapparates bei degenerativen Gelenkserkran-
  kungen.

chemischer Natur

— *Badezusätze:*

Die Haut ist imstande, die freigesetzten Essenzen auf-
zunehmen — es werden im Blut ähnlich hohe sogenannte Wirkspiegel erzeugt wie bei Aufnahme durch Tablet-
ten, Tees etc.

psychologischer Natur

(Entspannung, Anregung, Wohlbefinden)

Badezusätze sind als Extrakte, Öle oder Salze erhältlich.
Für das häusliche Wannenbad sind Badeöle zu empfehlen
(Reinigung). Für Teilbäder in speziellen Behältern (Arm- und
Fußbadewannen) sind auch Extrakte möglich.

Badezusätze

Pflanzenextrakte werden entweder als *Badesalze* an Koch-
salz oder Meersalz gebunden verwendet oder sind in Form der
Badeöle mit Fetten, Rückfettern oder Ölen versetzt. In der
Form der sog. *Aquasane* handelt es sich um wannenreine
Pflanzenextrakte.

Wirkungsweise von Badezusätzen:

— Aufnahme durch die Haut

— Inhalation über die Atemwege

— über die Geruchsnerven auf die Stimmungslage

ÖLBÄDER:

Bindung der Pflanzenauszüge an hautfreundliche Verteilerstoffe (Emulgatoren), Fette, Rückfetter und Öle.

Eigenschaften: — Keine Allergieerscheinungen.

— Wannenreinheit.

— Leichte Anwendbarkeit zu Hause, im Kurort, auf Reisen und in den Ferien.

BADESALZE:

Kombinationen aus Salzen und ätherischen Ölen.

Eigenschaften: — Zusätzlich zum Effekt des ätherischen
Öles Verstärkung der Hautwirkung durch
das Salz.

AQUASANE:

Emulgatoren (Verteilerstoffe) und hautfreundliche Schaum-
stoffe dienen als Grundlage.

Eigenschaften: — Angenehme psychologische Wirkung (Ge-
borgenheit und Entspannungsgefühl) da-
durch zusätzliche Wirkung auf das vegetative Nervensystem.

— Wannenreinheit.

(Bitte beachten: Manche Badeextrakte, z.B. Eichenrinde,
Zinnkraut, enthalten Säuren (z.B. Gerbsäure), die die Wanne
verschmutzen.)

Aus: Dr. med. Robert M. Bachmann, Lothar Burghardt,
Mein persönliches Kneipp-Gesundheitsbuch,
Sachon Verlag, Bad Wörishofen, 2. Auflage 1986

Die wichtigsten Pflanzenextrakte

Extrakt aus	Wirkung	Heilanzeige
Baldrianwurzel	beruhigend	Schlaflosigkeit, nervöse Unruhe
Chlorophyll	geruchs- und entzündungshemmend	Wundheilung, entzündliche Hautkrankheiten
Fichtennadel	durchblutungsfördernd, anregend, auswurffördernd	Bronchitis (Inhalation während des Bades bzw. perkutane Resorption wie bei Bronchialbalsamen), Veg. Dystonie, Durchblutungsstörungen Muskelatrophien
Hopfen	sedativ, durchblutungsfördernd	leichte Schlaflosigkeit, nervöse Beschwerden, allgem. Erschöpfungszustände, Stoffwechselerkrankung
Eichenrinde	zusammenziehend	chronische Ekzeme, Frostbeulen, Ulcera, Hämorrhoiden
Haferstroh	entzündungshemmend	Entzündungen der Haut

Extrakt aus	Wirkung	Heilanzeige
Kamillenblüten	entzündungs-widrig, krampf-lösend	Wundbehandlung, Dermatitis, Ekzem, Analfissuren
Melissen-blätter	beruhigend	leichte Schlaflosigkeit, nervöse Erkrankungen
Lavendel-blüten	durchblutungs-fördernd, sedativ	rheumatische Erkrankungen, Juckreiz, nervöse Beschwerden
Rosmarin-blätter	steigert die peri-phere Durch-blutung, krampf-lösend, anregend, durchblutungs-fördernd	Muskelschmerzen, Hypotonie
Roßkastanie	venentonisierend, entzündungs-hemmend, ödemhemmend	venöse Stauungen, Hämorrhoiden, Ulcus Cruris
Schachtelhalm (Zinnkraut)	wundheilungs-fördernd	Wundbehandlung, Verbrennungen, Ulcus Cruris, Decubitus
Thymiankraut	auswurffördernd, krampflösend, keimtötend	Bronchitis (nach perkutaner Resorption bzw. Inhala-tion während des Bades)
Wachholder	durchblutungs-fördernd	rheumatische Erkrankungen, Muskelverspannungen
Weizenkleie	entzündungs-widrig, juckreizstillend	oberfl. Wundbehandlung, Nesselsucht, Decubitus

Aus: Dr. med. Robert M. Bachmann, Lothar Burghardt,
    Mein persönliches Kneipp-Gesundheitsbuch,
    Sachon Verlag, Bad Wörishofen, 2. Auflage 1986

ARMBAD (Ab) kalt 💧

„Die Tasse Kaffee der Naturheilkunde" —
beruhigt das Herz, regt den Geist an!

Anzuwenden bei (Indikationen):

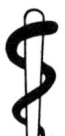

Abgeschlagenheit, Müdigkeit

Abgespanntheit

nervösem Herzjagen, Herzklopfen, Herzstichen ohne
organische Herzkrankheit

körperlicher und geistiger Erschöpfung

Tennis-, Golfellenbogen (Epikondylitis) zur Schmerz-
dämpfung

bei niedrigem Blutdruck schlaffördernd

bei hohem Blutdruck senkend

Vorsicht bei/nicht geeignet bei (Kontraindikationen):

Angina pectoris

organischen Herzkrankheiten

kalte Hände (vorher erwärmen!)

Gefäßkrämpfe

Wirkung:

Herz: schlagfrequenzsenkend, beruhigend

psychovegetativ: erfrischend

regt an, ohne aufzuregen

Was wird dazu benötigt?

Armbadewanne
(gegebenenfalls Waschbecken, Brunnentrog)

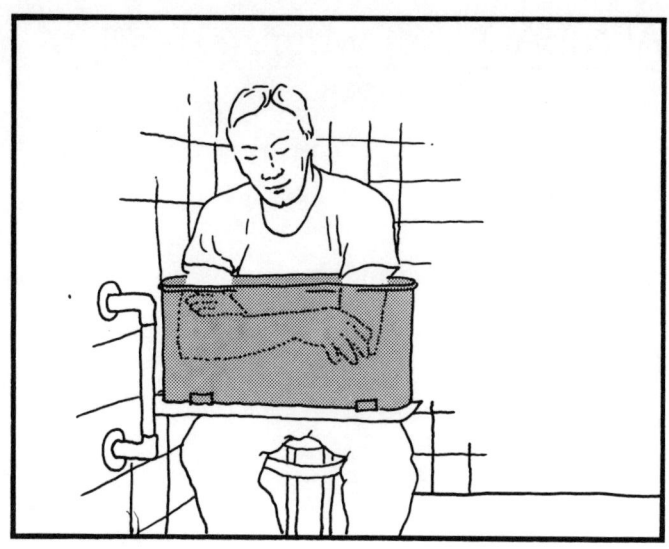

ARMBAD (Ab)

Vorgehen/Technik:

— Gefäß mit kaltem Wasser füllen
 Temperatur: so kalt wie möglich (ca. 12 bis 18 °C)
— Arme bis Mitte Oberarm eintauchen
 Dauer: bis 30 Sekunden, je nach Wassertemperatur,
 bis zum Eintreten von Kältegefühl/Kälteschmerz
— danach: — Wasser nur abstreifen, nicht abtrocknen,
  — dadurch wird die Reizstärke vergrößert und
   verlängert (Verdunstungskälte)
  — Arme bewegen (pendeln), bis Wärmegefühl
   eintritt
— Zeitpunkt der Anwendung: am besten in den frühen
 Nachmittagsstunden

Besondere Bemerkungen:

nicht mit kalten Händen ins kalte Wasser!
(vorher erwärmen!)

ARMBAD (Ab) warm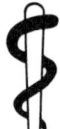

entkrampft (lindert Verkrampfungen an Herz, Lunge und Bewegungsapparat)

Anzuwenden bei (Indikationen):

- örtlichen nicht entzündlichen rheumatischen Beschwerden
- Arthrosen der Hände (Heberden, Rhiz-, Bouchard-Arthrose)
- „nervöses" Herz, leichte Herzenge
- Bronchitis
- chronisch kalten Händen
- Vorbereitung zur Maniküre

Vorsicht bei/nicht geeignet bei (Kontraindikationen):

(insbesondere bei heißer Temperatur):
- Lymphstau, Lymphödem des Armes (gegebenenfalls Anwendung am anderen Arm)
- Bluthochdruck
- Herzerkrankungen
- Gefäßkrämpfen

Wirkung:

Arthrose: die Beweglichkeit verbessernd
Herz: beruhigend, krampflösend
Lunge: bronchienentkrampfend, -erweiternd, schleim-
lösend
Haut: entzündungshemmend

Vorgehen/Technik:

— bequeme Sitzhaltung erforderlich
— Gefäß mit warmem Wasser füllen,
  Temperatur 36 bis 38 °C
— Arme bis Mitte Oberarm eintauchen
  bei Arthrosen: Bewegung der Hände im Wasser
  Dauer 15 bis 20 Minuten
— danach abtrocknen

Was wird dazu benötigt?

Armbadewanne (Waschbecken)
gegebenenfalls Zusätze

Besondere Bemerkungen:

Zusätze
Arthrosen: Heublumen, Fichte, Latschenkiefer
Bronchitis: Thymian
Entzündungen: Kamille

EIGENE NOTIZEN:

ARMBAD TEMPERATUR-
ANSTEIGEND (aAb) 🌢🌢🌢

Anzuwenden bei (Indikationen):

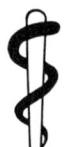

Koronarerkrankungen

Zustand nach Herzinfarkt (bei Vermeidung von
Wärmestau und Schweißausbruch eventuell auch
schon bei bettlägerigen Patienten nach Herzinfarkt
einsetzbar — nur nach ärztlicher Verordnung!)

Stenokardie (Angina pectoris, Herzengegefühl)

Bluthochdruck (Hypertonie) leichteren Grades

Herzinsuffizienz

vasomotorische gefäßbedingte Kopfschmerzen

Asthma bronchiale/Bronchitis (z.B. mit Thymianzusatz)

Erkältungen im Kopfbereich (gegebenenfalls mit
Kamille- oder Thymianzusatz)

arterielle Durchblutungsstörungen der Beine
(Ausnutzung der Fernwirkung und Mitreaktion
der Beingefäße)

Sudeck Stadium II

örtliche nicht entzündliche rheumatische Beschwerden

Vorsicht bei/nicht geeignet bei (Kontraindikationen):

Venenleiden der Arme

Lymphstau, Lymphödem der Arme (Anwendung am
anderen Arm)

Lähmungen

Wirkung:

reflektorische Gefäßerweiterung, dadurch zentrale
Kreislaufentlastung

Beeinflussung und Verbesserung der Herzdurchblutung
auf reflektorischem Wege

Verbesserung der Beweglichkeit

Vorgehen/Technik:

— bequeme Sitzhaltung erforderlich
— Beginn eventuell erst rechts, später beidseits
— Gefäß mit Wasser füllen,
  Temperatur ca. 33 °C (hautwarm)
— Steigerung der Temperatur innerhalb von 15 bis
  20 Minuten bis 39 °C
— danach: abtrocknen

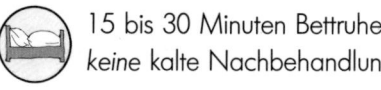 15 bis 30 Minuten Bettruhe
keine kalte Nachbehandlung!

Was wird dazu benötigt?

Armbadewanne mit Überlauf (gegebenenfalls Waschbecken mit Überlauf)
Zusätze (siehe oben)

EIGENE NOTIZEN:

WECHSELARMBAD (WeAb) 💧

Regt an — nicht auf!

Anzuwenden bei (Indikationen):

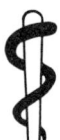

Kreislaufstörungen (peripher)

Durchblutungsstörungen (Arme)

Bluthochdruck (Hypertonie) leichteren Grades

Polyarthrosen (Rhizarthrose, Bouchard, Heberden)

Bronchialerkrankungen

vegetativen Erschöpfungszuständen

chronischen Pilzerkrankungen der Hände
(z.B. Kamillenzusatz)

Rhagaden / Schrunden

dyshidrotischem Handekzem

Sudek Stadium III (Kontrastarm)

Vorsicht bei/nicht geeignet bei (Kontraindikationen):

Angina pectoris

organischen Herzkrankheiten

Gefäßkrämpfen

Wirkung:

Gefäßtraining

durchblutungsfördernd

vegetativ stabilisierend

Was wird dazu benötigt?

Zwei Armbadewannen (Waschtröge oder ähnliches)
gegebenenfalls Zusätze

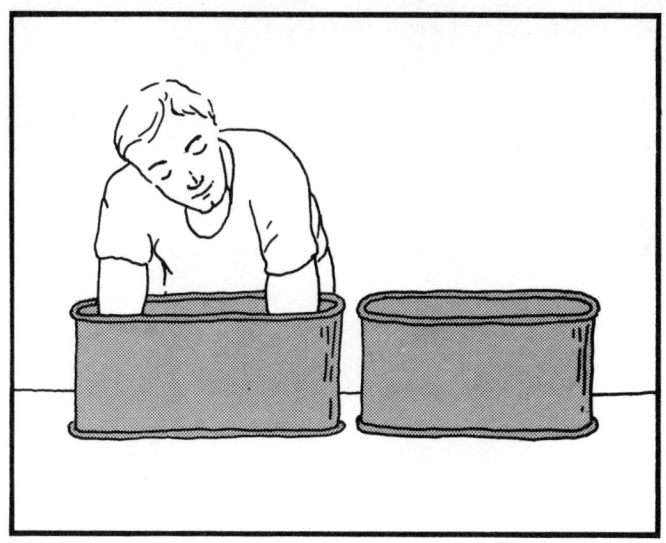

WECHSELARMBAD (WeAb)

Vorgehen/Technik:

— bequeme Sitzhaltung erforderlich!
— die Gefäße (I, II) füllen
  — I: warm 36 bis 38 °C
    (eventuell mit Zusatz)
  — II: kalt bis 18 °C
    (so kalt wie möglich)
— Zeitablauf:
  — warm (I): 5 Minuten
  — kalt(II): 10 Sekunden
  — einmal wiederholen: warm 5 Minuten
                        kalt 10 Sekunden
— danach: Bewegung oder Bettruhe

Besondere Bemerkungen:

Zusätze (in das Gefäß mit *warmem* Wasser geben!)
Kreislaufstörungen: Rosmarin
Arthrosen: Fichte
Bronchialerkrankungen: Thymian
rheumatische Erkrankungen degenerativ: Heublumen

FUSSBAD (Fb) KALT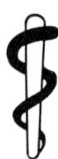

Anzuwenden bei (Indikationen):

venösen Durchblutungsstörungen

Varikosis

Zustand nach Thrombophlebitis

leichten arteriellen Durchblutungsstörungen (AVK I—II) (Wiedererwärmung wichtig)

Überhitzung

Einschlafstörungen

akutem Gichtanfall (Großzehengrundgelenk, Knöchelbereich)

akuter Prellung im Knöchel-Unterschenkelbereich (Sportverletzung)

Herzneurose, Herzkrämpfen, funktionellen Stenokardien (ohne Organerkrankung)

Sudeck Stadium I

Kopfschmerzen

Nasenbluten

Fußmüdigkeit

Vorsicht bei / nicht geeignet bei (Kontraindikationen):

akuten Harnwegsinfekten (Nieren-, Blasenleiden)

Frieren/Frösteln

kalten Füßen

Kälteallergie

Koronarinsuffizienz

massivem Bluthochdruck

akuter Ischiasnervenreizung

arteriellen Durchblutungsstörungen schwereren Grades (AVK III—IV)

Krampfneigung der Beine

Wirkung:
(ähnlich wie Wassertreten):
infektvorbeugend, abhärtend
schlaffördernd
venenkräftigend
abschwellend
reaktiv mehrdurchblutend

Vorgehen/Technik:

Plazierung des Gefäßes am besten in der Badewanne
(dadurch leichtes Füllen und leichtes Leeren!)

— Gefäß mit kaltem Wasser füllen
Temperatur: so kalt wie möglich (ca. 12—18 °C)

— Dauer: ca. 15 sec. bis 1 min.

— danach: Wasser nur abstreifen, nicht abtrocknen!
Wiedererwärmung wichtig, aktiv durch Gehen
oder passiv im Bett (ggf. mit Socken)

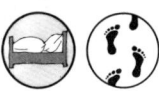

Was wird dazu benötigt?

Fußbadewanne
(oder entsprechendes Gefäß, z.B. Farb- oder Maleimer)
ca. 3 min. Zeit

Besondere Bemerkungen:

nur mit waren Füßen!
Wiedererwärmung wichtig

FUSSBAD (Fb) WARM 💧

Für Wämebedürftige!

Anzuwenden bei (Indikationen):

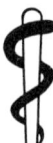

leichten arteriellen Durchblutungsstörungen (AVK I—II)

chronischen Schlafstörungen (abends vor dem Schlafengehen)

chronischen Infekten (v.a. im Nasen-Rachenbereich, Nebenhöhlenentzündungen)

allgemeiner Abwehrschwäche

chronischer Stuhlverstopfung

vermehrtem Fußschweiß

Vorbereitung zur Fußpflege (Pediküre)

chronisch kalten Füßen

Nachbehandlung von Zerrungen, Prellungen

Vorsicht bei/nicht geeignet bei (Kontraindikationen):

Beinvenenentzündungen/-erweiterungen (Varizen)

Hypertonie

Wirkung:

durchblutungsfördernd
schlaffördernd
beruhigend
reflektorisch entspannend auf Bauch- und Beckenorgane

138

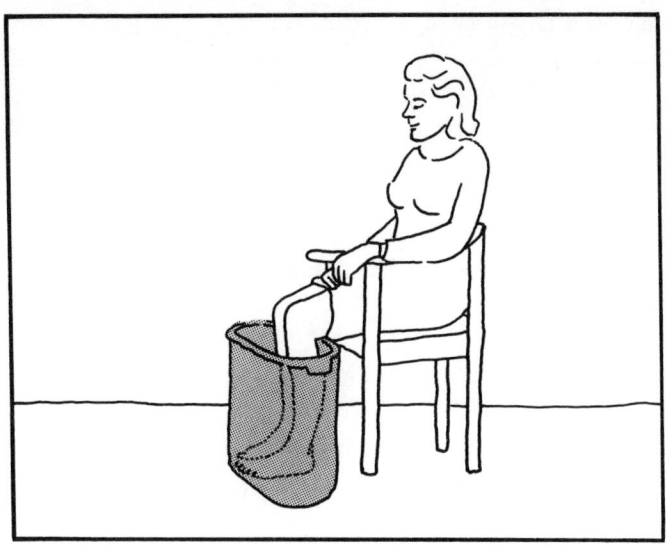

Vorgehen/Technik:

Plazierung des Gefäßes am besten in der Badewanne
(dadurch leichtes Füllen und leichtes Leeren!)

— Gefäß mit Wasser füllen
   Temperatur: ca. 36—38 °C (ggf. höher)

— Dauer: ca. 10—15 min.

— danach: kurzer kalter Abguß (Knieguß oder kaltes
          Fußbad) empfehlenswert,
          Temperatur ca. 12—18 °

Was wird dazu benötigt?

Fußbadewanne
(oder entsprechendes Gefäß, z.B. Farb- oder Maleimer)

Besondere Bemerkungen:

bei Venenleiden: Wasserspiegel nur bis zum Knöchel!

139

FUSSBAD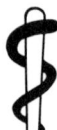
TEMPERATURANSTEIGEND (AFb)

Führt intensiv Wärme zu — *der Erkältete braucht Wärme!*

Anzuwenden bei (Indikationen):

akuten und chronischen Harnwegsinfekten

Erkältungskrankheiten im Anfangsstadium (Niesen, Halskitzeln, Frösteln, Unwohlsein)

Störungen im Wärmehaushalt! (chronisch kalte Füße!)

leichten bis mittelschweren Durchblutungsstörungen der Beine (Stadium Fontaine I—II, siehe dazu Anhang)

Kupierung vasomotorischer gefäßbedingter Kopfschmerzen (Ableitung in die Beine)

Sudeck Stadium II der unteren Extremitäten

örtliche nicht entzündliche rheumatische Beschwerden

Hypertonie leichteren Grades

Herzinsuffizienz (kompensiert oder nur gering dekompensiert) Stadium Fontaine I—II (siehe dazu Anhang)

chronischen Nasenneben- und Stirnhöhlenentzündungen

Gefäßkrämpfen

Menstruationsbeschwerden

Vorsicht bei / nicht geeignet bei (Kontraindikationen):

Varikosis (Krampfaderleiden)

Venenentzündungen (Thrombophlebitis)

Herzbeschwerden

bei schweren arteriellen Durchblutungsstörungen (AVK III—IV) nur an der gesunden Extremität anwendbar (Ausnutzung der gleichsinnigen Mitreaktion am kranken Bein = konsensuelle Reaktion)

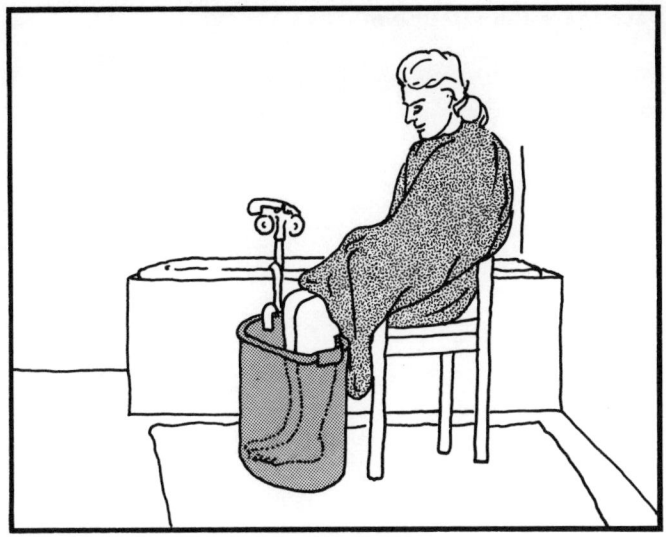

FUSSBAD TEMPERATURANSTEIGEND (AFb)

Wirkung:

sofortige örtliche Überwärmung

Mehrdurchblutung mit reflektorischer Wirkung auf die Unterleibsorgane (Urogenitaltrakt) und auf die Schleimhäute im Nasen-Rachenraum

Vorgehen/Technik:

Plazierung des Gefäßes am besten in der Badewanne (dadurch leichtes Füllen und leichtes Leeren!)

— Füllen des Gefäßes mit Wasser
   Temperatur: ca. 33 °C ± 1 °C — hautwarm

— Steigerung der Temperatur innerhalb von 15—20 min. bis 39 °C, evtl. 40—42 °C

— anschließend abtrocknen, 15—30 min. Bettruhe

Was wird dazu benötigt?

1 Fußbadewanne oder entsprechend großes Gefäß
ggf. Zusätze (s.o.)

Besondere Bemerkungen:

Hervorragende Wirkung bei Erkältungskrankheiten im Anfangsstadium

Zusätze (in das laufende Wasser geben):

Thymian: bei beginnenden Erkältungen

EIGENE NOTIZEN:

WECHSELFUSSBAD (WeFb)

Fördert den Kreislauf, verhindet Infekte.

Anzuwenden bei (Indikationen):

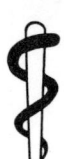

chronisch kalten Füßen
niederem Blutdruck (Hypotonie)
chronischen Erkältungskrankheiten (Infektanfälligkeit)
chronischen Nasennebenhöhlenerkrankungen
Kopfschmerzen, Blutandrang im Kopf
Sudeck Stadium III
Schlafstörungen

Vorsicht bei / nicht geeignet bei (Kontraindikationen):

Varikosis (Krampfaderleiden)
Gefäßkrämpfen

Wirkung:

Gefäßtraining
wärmeregulierend
abhärtend
vegetativ stabilisierend
kreislaufstabilisierend
schleimhautstabilisierend im Nasen-Rachenraum

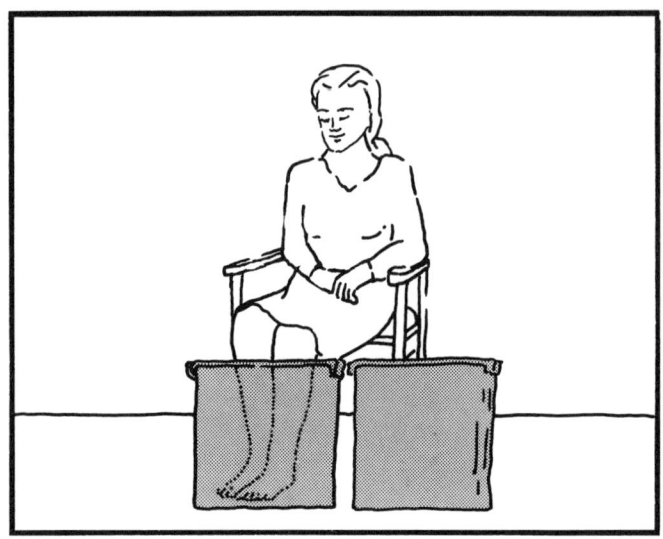

WECHSELFUSSBAD (WeFb)

Vorgehen/Technik:

Plazierung der Gefäße am besten in der Badewanne (dadurch leichtes Füllen und leichtes Leeren!)

Die Gefäße füllen:

— I: warm 36—38 °C (evtl. mit Zusatz, s.o.)

— II: kalt bis 18 °C (so kalt wie möglich)

Zeitablauf:

— warm (I): 5 min.

— kalt   (II): 10—15 sec.

— 1mal wiederholen: warm: 5 min.
                                 kalt: 10—15 sec.

— Wasser abstreifen, Strümpfe anziehen

— bis zur Wiedererwärmung bewegen (gehen) oder im Bett erwärmen

Was wird benötigt?

2 Fußbadewannen
(oder entsprechende Gefäße, z.B. Farb- oder Maleimer)

Besondere Bemerkungen:

Bei Krampfaderleiden das Gefäß I (warm) nur bis Knöchel-
höhe füllen!

Zusätze: (in das Gefäß mit *warmem* Wasser geben!)

EIGENE BEMERKUNGEN:

SITZBAD (Szb) warm

Anzuwenden bei (Indikationen):

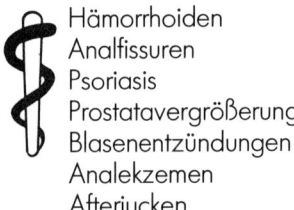

Hämorrhoiden
Analfissuren
Psoriasis
Prostatavergrößerung
Blasenentzündungen
Analekzemen
Afterjucken

Wirkung:

durchblutungsfördernd
entzündungshemmend
hautpflegend

Besondere Bemerkungen:

Zusätze: (in das laufende Badewasser geben)

Eichenrinde: Hämorrhoiden, Analfissuren, Psoriasis, Analekzeme

Zinnkraut: Hämorrhoiden, Prostatavergrößerung

Haferstroh: Blasenentzündungen

Kamille: Analekzeme, Afterjucken

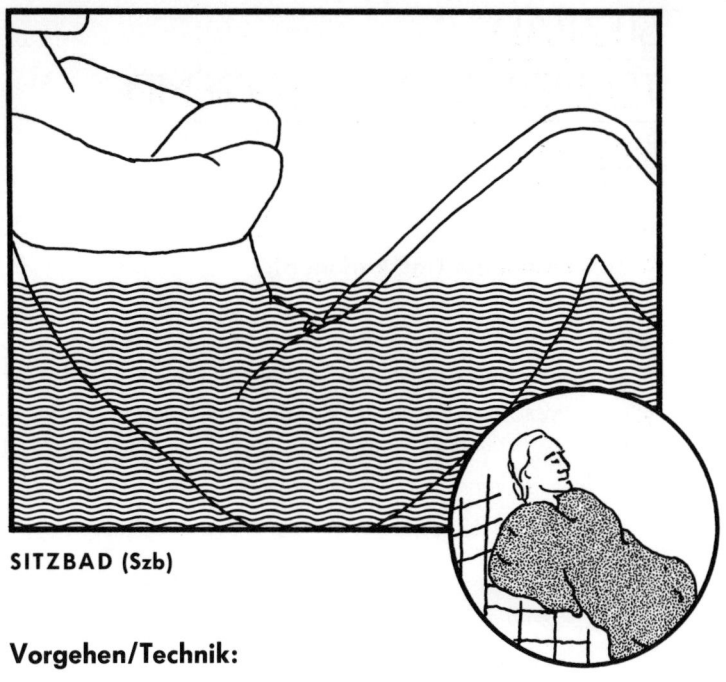

SITZBAD (Szb)

Vorgehen/Technik:

— Wassertemperatur: 36—38 °C

— Badedauer: 10—20 min.

— Die Beine werden während des Bades auf einem Fuß-
schemel o.ä. gelagert.

— Oberkörper warm halten!, ggf. mit Pullover, T-shirt,
Decke bedecken

— meist wird dem Bad ein Zusatz beigegeben (s.u.).

— Abschluß mit Abkühlung (kühle/kalte Waschung, Unter-
guß kalt)

— anschließend Bettruhe

Was wird dazu benötigt?

Sitzbadewanne
Badezusatz (Anwendungsbeispiele s.o.)

SITZBAD
TEMPERATURANSTEIGEND
(aSzb) 🌢🌢🌢

Anzuwenden bei (Indikationen):

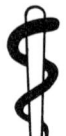

Obstipation

rezidivierender Harnblasenentzündung (Zystitis)

krampfartige Beschwerden an Darm, Nieren, Harnblase (Koliken)

Analfissuren

Harnleitersteine (Uretersteine)

Prostatitis

Pelvipathia spastica

Kokzygodynie

Beschwerden bei der Regelblutung (Menstruationsbeschwerden)

Ausbleiben der Regelblutung (Amenorrhoe)

Regelblutungen mit verlängertem Intervall (Oligo-
menorrhoe)

Vorsicht bei / nicht geeignet bei (Kontraindikationen):

dekompensierter Herzinsuffizienz

Wirkung:

durchblutungsfördernd
entkrampfend

Vorgehen / Technik:

— Sitzbadewanne mit Wasser füllen
  Temperatur: ca. 33 °C (Hauttemperatur)
— Steigerung der Temperatur innerhalb von 15—20 min.
  bis 39 °C

  danach: abtrocknen
          ca. 30 min. Betrruhe

Was wird dazu benötigt?

Sitzbadewanne
Badezusatz

Besondere Bemerkungen:

Zusätze (in das laufende Wasser geben)

EIGENE NOTIZEN:

WECHSELSITZBAD (WeSzb)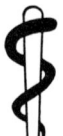

Anzuwenden bei (Indikationen):

Verstopfung (Obstipation), vor allem bei schlaffem Darm)

Blähungen (Meteorismus)

Wechseljahresbeschwerden

Senkungen im Beckenbereich

Blutandrang zum Kopf

Wirkung:

durchblutungsfördernd im Becken-/Bauchraum

EIGENE NOTIZEN:

Vorgehen/Technik:

— Sitzbadewannen füllen:
    — I: 36—38 °C
      II: kalt bis 18 °C (so kalt wie möglich)
— Zeitablauf:
    — warm (I): 5 min.
    — kalt   (II): 10 sec.
    — 1mal wiederholen: warm: 5 min.
                      kalt: 10 sec.

— danach: abtrocknen
        ca. 30 min. Bettruhe

Was wird dazu benötigt?

2 Sitzbadewannen
ggf. Zusätze

Besondere Bemerkungen:

auf warme Füße achten! — ggf. vorwärmen (Strümpfe anziehen oder warmes Fußbad)

Zusätze (in das laufende warme Wasser geben)

HALBBAD (¹/₂ b) kalt 👁👁

„Psychopharmakon" der Naturheilkunde — besonders im Sommer!

Anzuwenden bei (Indikationen):

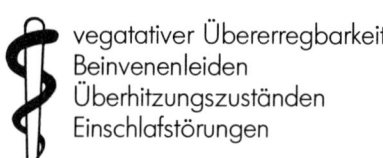

vegatativer Übererregbarkeit
Beinvenenleiden
Überhitzungszuständen
Einschlafstörungen

Vorsicht bei/nicht geeignet bei (Kontraindikationen):

Menstruation
Blasenentzündung
Ischiasnervenreizung
Frieren, Frösteln
Kältegefühl in den Beinen, kalten Füßen
Neigung zu Gefäßkrämpfen
Neigung zu rheumatischen Erkrankungen
Durchfälle (Diarrhoe)
Darmentzündungen, Darmbluten

Wirkung:

entspannend
ausgleichend auf das Vegetativum, nervenkräftigend
erfrischend
abhärtend
schlaffördernd

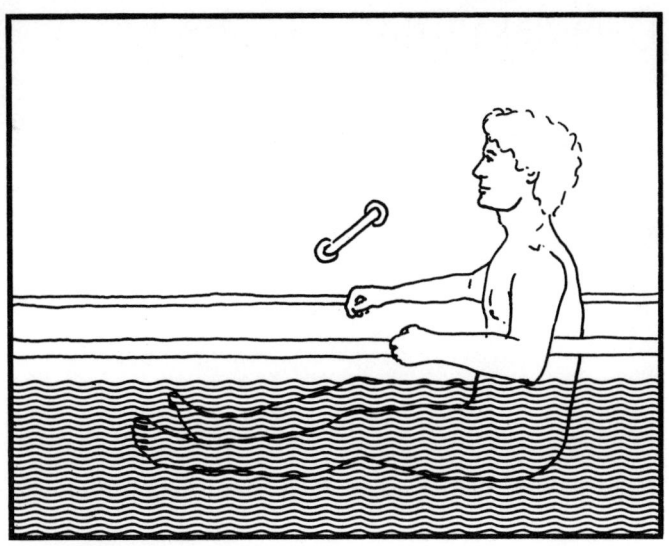

HALBBAD (¹/₂ b)

Vorgehen/Technik:

— Wanne bis zur Hälfte (etwa Nabelhöhe) mit kaltem
  Wasser (12—18 °C) füllen

— langsam einsteigen und hinsetzen

— Badedauer anfangs ca. 6—10 sec., später bis ca. 1 min.

— ggf. Wiedererwärmung im Bett
  oder besser aktiv durch Bewegung

Was wird dazu benötigt?

Badewanne
(Fluß- oder Seeufer)

DREIVIERTELBAD (³/₄ b) 🌢🌢🌢

Anzuwenden bei (Indikationen):

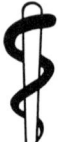 zur Beruhigung
nicht zu warm, max. 38 °C; nicht zu lang, max. 15
min.)

Verspannungszuständen körperlich und seelisch

Verschleißerscheinungen am Bewegungsapparat

Schlafstörungen

Vorsicht bei/nicht geeignet bei (Kontraindikationen):

Krampfaderleiden (Varikosis)
niedrigem Blutdruck (langsam aufstehen)
Herzerkrankungen (Rücksprache mit dem Arzt!)

Wirkung:

meist beruhigend

bei zu langer Badedauer (über 20 min.) auch anregend
oder erregend!

schlaffördernd (bis ca. 38 °C, über 39 °C schlafstörend!)

Was wird dazu benötigt?

Badewanne
ggf. Zusatz

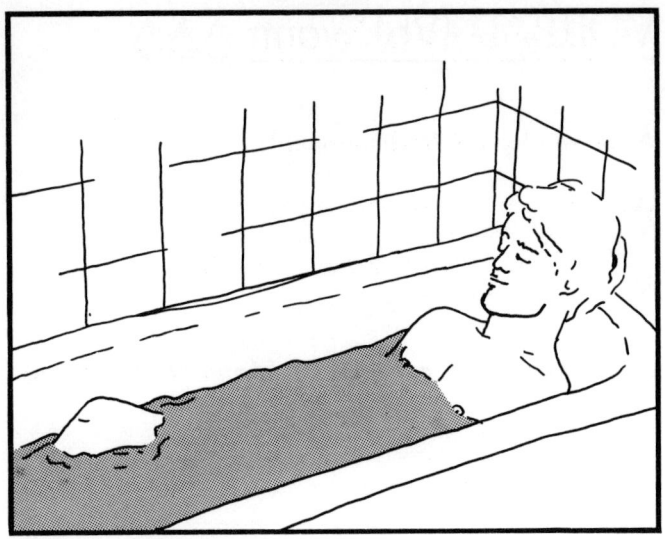

DREIVIERTLBAD (³/4 b)

Vorgehen/Technik:

— Wanne bis unter Brustwarze mit warmem Wasser
  (36—38 °C) füllen (nach Behaglichkeit)

— Badedauer: ca. 10—15 min.

— langsam aufstehen

— anschließend kühle Abgießung — kühles Abduschen
  (siehe dort)

— danach Bettruhe (mind. 20 min.) — ohne Radio oder
  Fernsehen!
  genießen Sie die Ruhe!

Besondere Bemerkungen:

Zusätze: (ins laufende Badewasser geben):

Molke: hautpflegend
Kleie: hautpflegend
Rosmarin: leicht anregend
Thymian: bei Erkältungskrankheiten
Heublumen: bei rheumatischen Erkrankungen

155

VOLLBAD (Vb) warm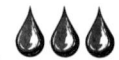

Anzuwenden bei (Indikationen):

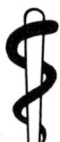
Arthrose der Wirbelsäule und Gelenke
Verspannungszuständen, körperlich und seelisch
vegetativer Übererregbarkeit (Streß)
Schlafstörungen

Vorsicht bei / nicht geeignet bei (Kontraindikationen):

Krampfaderleiden (Varikosis)
Herzinsuffizienz
niedrigem Blutdruck
Entzündungszuständen (z.B. rheumatischer Arthritis)

Wirkung:

beruhigend und schlaffördernd bei nicht zu langer Badedauer (bis ca. 10 min., Temperatur max. 38 °C)

muskelentspannend

vegetativ stabilisierend

hautpflegend

nervenentspannend (vagotonisierend)

stoffwechselalkalisierend

die Gelenkbeweglichkeit fördernd

Was wird dazu benötigt:

Badewanne
ggf. Zusätze (s.o.)

Vorgehen / Technik:

— Wanne bis Halsgegend mit warmem Wasser
   (36—38 °C) füllen (nach Behaglichkeit), dabei ggf.
   Badezusätze zugeben

156

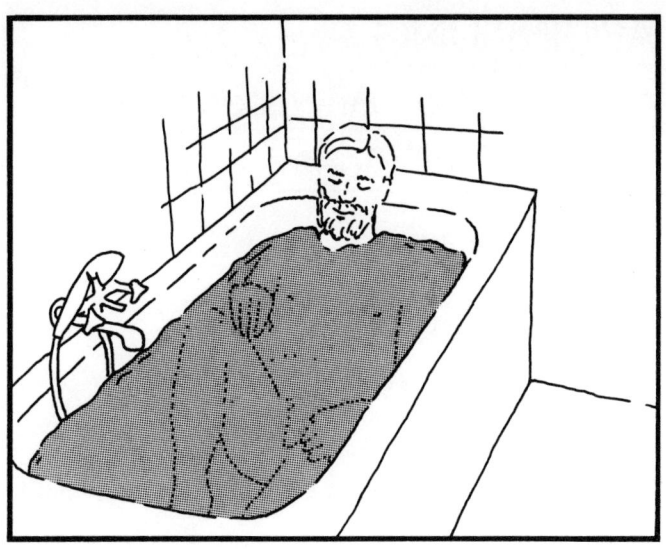

VOLLBAD (Vb)

— Badedauer: 10—15 min. (zur Beruhigung und Schlafförderung bis 10 min!)

— langsam aufstehen!

— anschließend kühle Abgießung — kühles Abduschen
   (siehe dort)

— danach Bettruhe (mind. 20 min.) — ohne Radio oder
   Fernsehen!, genießen Sie die Ruhe!

Besondere Bemerkungen:

Vorsicht bei Krampfaderleiden (Varizen), Neigung zu
Venenentzündungen!

bei Komplikationen (Herzsensationen und Blutdruckregula-
tionsstörungen): Wasserspiegel senken, kalte Herzauflagen!

bei Temperatur über 38 °C meist anregende/schlafstörende
Wirkung

nie vor und nach Mahlzeiten (mindestens 1 Std. Abstand)!

Zusätze (in das laufende Badewasser geben):

Molke: hautpflegend
Kleie: hautpflegend und -schützend
Rosmarin: leicht anregend
Thymian: bei Erkältungskrankheiten
Heublume: bei rheumatischen Erkrankungen

ABGIESSUNG
nach warmen Anwendungen
(Bädern, Teilbädern)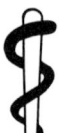

Anwendung bei:

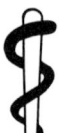 Sitzbad, Halbbad, Dreiviertelbad, Vollbad
nach Sauna
kräftigen, gesunden Personen

Vorsicht bei / nicht geeignet bei (Kontraindikationen):

Kreislaufschwäche

Wirkung:

die durch die warmen Bäder vermittelte Wärme soll dem Körper erhalten bleiben

die Hautgefäße (Kapillaren) sollen sich zusammenziehen

der Kreislauf soll stabilisiert werden

Besondere Bemerkungen:

Der kühle Abguß nach warmen Bädern wird oft als sehr angenehm empfunden, wenn durch das vorangegangene Bad genug Wärme vermittelt wurde.

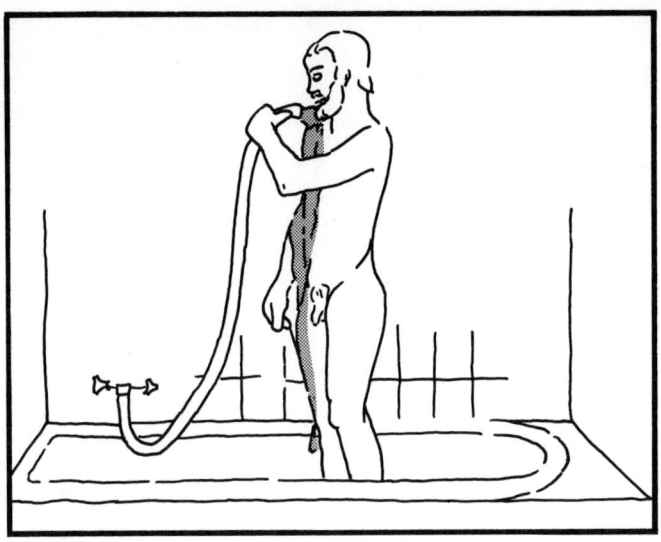

ABGIESSUNG

Vorgehen / Technik:

— rechtes Bein, linkes Bein jeweils bis zur Leiste

— rechter Arm, linker Arm jeweils bis zur Schulter

— Leib kreisförmig (im Uhrzeigersinn)

— dann über die Brust hochgehend bis zur Schulter,
  so daß $1/3$ des Wassers über den Rücken abfließt und
  $2/3$ nach vorne

— zu der anderen Schulter überwechseln

— abschließend Gesichtsguß (insbesondere nach der
  Sauna); ruhen

Was wird dazu benötigt?

Gummischlauch: Länge 1,5 m
Durchmesser $3/4$ Zoll oder

Gießhandstück (siehe Bezugsquellen)

In der Sauna verraucht der Zorn.
(Finnisches Sprichwort)

SAUNA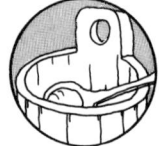

Die Sauna ist eine Kombination von starken Heiß- und Kalt-
reizen. Die Temperatur des Körperkerns wird erhöht, was
die Stoffwechselvorgänge beschleunigt. Die Hauttemperatur
steigt und mit dem Schweiß werden insbesondere Stoff-
wechselschlacken (Harnstoff, Milchsäure, auch Blei), Natri-
um und Kalium ausgeschieden. Ein erhöhter Blutdruck sinkt,
niedriger Blutdruck steigt gering an. Die Bronchien erweitern
sich, das vegetative System wird stabilisiert, entspannt und
Aggressionen sowie Ängste bauen sich ab. Über das inten-
sive Gefäßtraining wirkt die Sauna insbesondere abhärtend.
Ob und wann eine Sauna in die Kneipp-Kur integriert werden soll, ist mit dem Kurarzt zu besprechen. Insbesondere
ist eine zeitliche Nähe zu anderen Anwendungen zu vermeiden.

Nach Rücksprache mit dem Arzt kann die Sauna als Thera-
piemaßnahme bei vielen Krankheitsbildern / Beeinträchtigun-
gen des Gesundheitszustandes oder Wohlbefindens nütz-
lich sein.

Anzuwenden bei (Indikationen):

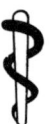

Infektanfälligkeit

chronischer Bronchitis

Asthma bronchiale

Bluthochdruck (Hypertonie)

niederem Blutdruck (Hypotonie)

Durchblutungsstörungen im kapillaren Bereich (kalte
Hände, kalte Füße)

Abnutzungserscheinungen der Gelenke (Arthrosen)

nicht-entzündlichen Wirbelsäulenerkrankungen

Weichteilrheumatismus

Muskelverspannungen und -verhärtungen (Myogelosen)

Nachbehandlung von Gelenk- und Weichteilverletzungen

vegetativen Regulationsstörungen

Beschwerden der Wechseljahre

depressiven Verstimmungszuständen

**Vorsicht bei / nicht geeignet bei
(absolute Kontraindikationen):**

Arteriosklerose höheren Grades besonders der Herz- und Gehirngefäße

hochgradige Herz-Kreislauferkrankungen

periphere arterielle Verschlußkrankheit Stadium III und IV nach Fontaine (Tabelle siehe Anhang)

Epilepsie

Krebsleiden

Schilddrüsenüberfunktion und Schilddrüsenunterfunktion höheren Grades

chronisches Gelenkrheuma entzündlicher Art (rheumatoide Arthritis/Polyarthritis)

entzündliche Organerkrankungen

akute Infektionskrankheiten einschließlich nicht völlig inaktiver Tbc

rheumatisches Fieber

akutes florides Ulkusleiden (Geschwür an Magen, Zwölffingerdarm)

hochgradige vegetative Erregbarkeit

periphere arterielle Verschlußkrankheit

Beachten Sie folgende Sauna-Regeln:

1. Genügend Zeit nehmen! Mindestens zwei Stunden. Nicht hungrig oder mit vollem Magen in die Sauna gehen.

2. Aus hygienischen Gründen vorher gründlich duschen, danach abtrocknen (trockene Haut schwitzt schneller!). Fußwärmebad bei kalten Füßen!

3. Kurzer, aber wärmeintensiver Aufenthalt in der Saunakabine in entspannter Haltung (erst liegen, dann langsam aufrecht hinsetzen).

4. Die *Abkühlphase* beginnt kurz (nicht bis zum Frösteln) an der Frischluft zum Abkühlen der Atemwege. Danach kräftige *Abkühlung* mit Kaltwasser durch Kneipp-Güsse (herzfern beginnen) oder durch Schwallbrause. Nach Abspülen des Schweißes kurz ins Tauchbecken (bei Bluthochdruck nur kühl abgießen).

5. Anschließend warmes, knöchelhohes Fußbad: erweitert die Blutgefäße im ganzen Hautgebiet. Wichtig für die Abhärtung!

6. Nach vollständiger Wiederabkühlung kann ein zweiter „Gang" gemacht werden. Drei Saunagänge sind ausreichend (jeweils ca. 8—12 min).

7. Während der Sauna keine Flüssigkeitsaufnahme, da Körperentschlackung sonst unterbleibt. Nachher Säfte, Mineralwasser.

Die häufigsten Fehler in der Sauna:

— Abgehetzt in die Sauna (beeinträchtigt Bekömmlichkeit)
— Hungrig in die Sauna (Kollapsgefahr)
— Wechselduschen als Vorbereitung (wertlose Verzögerung)
— Nicht abgetrocknet in die Sauna (verzögert Schweißbildung)
— Muskelarbeit, Gymnastik, viel reden (belastet Atmung und Kreislauf)
— Dauerschwitzen auf der unteren Bank (überlastet Herz, bringt keinen zusätzlichen Nutzen)

— Bürsten, „Schweißschaben"
  (belastet Kreislauf, belästigt andere)
— Nach der Sauna warm duschen
  (belastet Atmung und Kreislauf)
— Nachschwitzen in Packung (stört Baderhythmus;
  Erkältungsgefahr)
— Tauchbecken ohne Abspülen (verunreinigt Beckenwasser)
— Temperiertes Tauchbecken (verzögert Wiederabkühlung,
  belastet Herz)
— Kein Fußwarmbad (verzögert Kreislaufnormalisierung)
— Kaltes Fußbad, Wassertreten (Gefahr des Gefäßkampfes)
— Gymnastik, Turnen, Schwimmen
  (zu starke Kreislaufbelastung)
— Wiederholtes Abseifen (zerstört Säureschutzmantel
  der Haut)
— Unangekleidet hermumstehen, nicht zugedeckt liegen
  (Gefahr der Unterkühlung, Erkältung)

Merke: Zu Hause ist die Sauna ein ideales Mittel im Hinblick auf die Abhärtung und Gesundheitspflege für Jung und Alt!

SCHWIMMEN ALS THERAPIE

Für den „Alltag" — beste Kombination aus Bewegung
und Wassertherapie!

Anzuwenden bei (Indikationen):

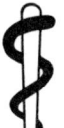

Abgeschlagenheit, insbesondere bei niedrigem
Blutdruck

allgemeine Leistungsminderung

Bewegungsmangel

mangelnder Abhärtung, Infektanfälligkeit

Vorsicht bei/nicht geeignet bei (Kontraindikationen):

koronarer Herzerkrankung, Herzrhythmusstörungen

Auskühlung, Frösteln (vorher erwärmen, heiß duschen
oder sich bewegen!), vor allem bei mageren
Menschen

fehlender Wiedererwärmung

Nieren- und Blasenentzündungen

Verspannungszuständen im Rahmen rheumatischer
Erkrankungen

Neigung zu Gefäßkrämpfen

offenen Trommelfellverletzungen

akuten, auch beginnenden Infekten („Grippe"!)

Kälteallergie (Kälteurtikaria)

vollem Magen (mindestens eine Stunde Abstand zur
letzten Mahlzeit)

Wirkung:

Kombination von Temperatur und Bewegungsreiz
Verbesserung der Muskelleistung
Kompression der Venen (Blutverlagerung aus der Haut
in die inneren Organe) und Lymphgefäße
Abgabe von Körperwärme (ca. 37 °C) an das Wasser
(ca. 18 bis 24 °C) deshalb zügiges Bewegen wichtig
(Auskühlungsgefahr!)
Bildung von Unterhautfettgewebe bei zu langem Aufenthalt
in kühlem Wasser

Vorgehen/Technik:

— vorher vorsichtiges Abkühlen bei Überhitzung

— bei Kältegefühl, Frösteln vorher heiß duschen oder sich
  bewegen, dann kurz kalt abkühlen

— danach sofortiges Ablegen der nassen Badekleidung

— kräftiges Trockenfrottieren

— Bewegung zur Wiedererwärmung

Besondere Bemerkungen:

regelmäßiges (!!) Schwimmen ist ein guter Gesundheits-
schutz

RICHTIGES DUSCHEN/
WECHSELDUSCHEN

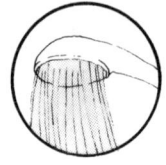

Für „Einsteiger" — der häufigste Kontakt mit Wasser
(für den Kneippianer in „Lauerstellung")

Anzuwenden bei (Indikationen):

Morgenmüdigkeit („Morgenmuffel")

Abgeschlagenheit (nach langen Autofahrten,
beruflicher Überlastung)

Infektanfälligkeit

depressiven Verstimmungszuständen

Einschlafstörungen

Kreislaufregulationsstörungen

Wärmeregulationsstörungen

erhöhtem und erniedrigtem Blutdruck

Vorsicht bei/nicht geeignet bei (Kontraindikationen):

bei niederem Blutdruck nicht zu heiß und nicht zu lang

Wirkung:

kreislaufstabilisierend
herzentlastend
vegetativ stabilisierend, entspannend
ideales Training für die Haargefäße der Haut (Kapillare)
wärmeregulierend
infektvorbeugend
nervenberuhigend
stoffwechselanregend

Vorgehen/Technik:

generell:

— morgens kurz (ca. eine bis drei Miunten), aber kräftig heiß duschen, dabei strecken und recken

— anschließend auf temperiert oder kalt drehen und herzfern beginnend abduschen:

  — rechtes Bein (erst Außen-, dann Innenseite)

  — linkes Bein (erst Außen-, dann Innenseite)

  — rechter Arm (erst Außen-, dann Innenseite)

  — linker Arm (erst Außen-, dann Innenseite)

  — dann Brust, Bauch, Nacken kurz, Gesicht

— mittags, nachmittags kräftig heiß duschen, anschließend kalt abschrecken (Vorgehen siehe oben)

— abends vor dem Schlafengehen nicht zu lang und nicht zu heiß duschen, anschließend kühl, nicht zu kalt (Vorgehen siehe oben)

— man muß sich anschließend wohl und warm fühlen

— Einfetten bei zu trockener Haut (Creme, Öl)

— Zehenzwischenräume gut abtrocknen (Pilzgefahr!)

Besondere Bemerkungen:

tägliches Einseifen vermeiden, jedoch

tägliche Sonderbehandlung für: Achselhöhle
                                     Intimbereich
                                       Füße

während der Kneipp-Kur genügend zeitlicher Abstand (mindestens eine halbe Stunde) zu anderen Anwendungen erforderlich (!)

HOT WHIRLPOOL (HEISSWASSER-SPRUDELBAD)

Anzuwenden bei (Indikationen):

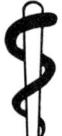

leichteren arteriellen und venösen Durchblutungsstörungen

zur psychovegetativen Entspannung

degenerativen Erkrankungen des Bewegungs-
apparates

Muskelverspannungen

nichtentzündlichem Weichteilrheumatismus

Vorsicht bei/nicht geeignet bei (Kontraindikationen):

(Sudeck Stadium I)

entzündlichen Beinvenenerkrankungen
(Thrombophlebitis)

während der Kneipp-Kur ungeeignet, da durch
bessere, gezieltere und effektivere Anwendungen
ersetzbar

Wirkung:

durch Rotieren des Wassers milder mechanischer Reiz
Lockerung (Detonisierung) des Gewebes
durch die erhöhte Wassertemperatur für Herz-
Kreislaufsystem relativ anstrengend
vegetativ entspannend, ausgleichend
Verbesserung des Wohlbefindens maximal bei 36 °C
Erzeugung von Mißbefinden bei ca. 40 °C (hier Abkühlung
nach dem Bad empfehlenswert)

Vorgehen/Technik:

— gute Vorreinigung, da wechselnde Patienten
  bei gleichem Wasser, anderenfalls
  erhebliche hygienische Bedenken!
— Badedauer: ca. acht bis zwölf Minuten
— anschließend: duschen — ruhen

Besondere Bemerkungen:

darf während der Kur — wenn überhaupt — nicht zusätzlich
nebenbei angewendet werden, sondern muß unbedingt
nach ärztlicher Rücksprache in den Kurplan mit eingebaut
werden

anstrengend (wegen der angenehmen Situation meist
überlange Badedauer!) für Herz-Kreislaufsystem

ANHANG

INDIKATIONSVERZEICHNIS

**Anwendungsempfehlungen —
nur nach Rücksprache mit dem Arzt!**

INDIKATION	ANWENDUNG	REIZ-STÄRKE	BEMERKUNGEN EIG. NOTIZEN
Abhärtung	Licht-Luftbad	+	
	Trockenbürsten (Trb)	+ +	
	Wassertreten (Wtr)	+ +	
	Tautreten	+ +	
	Schneegehen	+ +	
	Oberkörper-waschung (Okw)	+	
	Unterkörper-waschung (Ukw)	+	
	Ganzwaschung (Gw)	+ +	
	Güsse	+ — + + +	
	Armbad (Ab) kalt	+	
Adipositas	Lendenwickel (Lw)	+ +	
	Kurzwickel (Kw)	+ + +	
Angina tonsillaris	Halswickel (Hw) Zusatz: Quark	+ +	
Arthrose	Heusack (Hs)	+ + +	
Asthma bronchiale	Brustwickel (BrW) warm/heiß	+ +	
	ansteigendes Armbad (aAb) Zusatz: Thymian, Fichtennadel	+ + +	
	Heusack (Hs) Brust	+ + +	

INDIKATION	ANWENDUNG	REIZ-STÄRKE	BEMERKUNGEN EIG. NOTIZEN
Blähungen	Lendenwickel (Lw)	+ +	
	Leibauflage (LAfl)	+ + +	
Blasenent-zündung	Heusack (Hs)	+ + +	
	Sitzbad (Szb)		
	warm	+	
	Zuatz: Haferstroh,		
	Zinnkraut		
	ansteigendes		
	Fußbad (aFb)	+ + +	
Blutdruck, hoher	Dreiviertelbad (¾/b)	+ + +	
	Zusatz: Melisse,		
	Baldrian		
	Trockenbürsten (Trb)	+ +	
	Wechselkniguß (WKn)	+ +	
	Wadenwickel (Ww)	+ +	
Blutdruck, niedriger	Trockenbürsten (Trb)	+ +	
	Wechselarmbad (WAb)	+	
	Wechselfußbad (WFb)	+	
	Wechselarmguß (WAg)	+ +	
	Wechselkniguß (WKn abends	+ +	
	Wechselschenkel-guß (WS) abends	+ +	
Bronchitis	Brustwickel (Bw) heiß	+ +	
	Heusack (Hs) Brust	+ + +	

INDIKATION	ANWENDUNG	REIZ-STÄRKE	BEMERKUNGEN EIG. NOTIZEN
	ansteigendes Fußbad (aFb)	+ +	
	Kopfdampf (Kd) mit Kamille	+	
Erkältungs-krankheiten	ansteigendes Fußbad (aFb)	+ + +	im Anfangssta-dium bei Kälte-gefühl, Niesen,
	Halbbad (½b) Zusatz: Thymian	+ +	Halskitzeln, Unwohlsein
	Kopfdampf (Kd) mit Kamille	+	
Fieber	Wadenwickel (Ww)	+ +	
	Serienwaschung	+	
Fitness	Licht-Luftbad	+	
	Trockenbürsten (Trb)	+ +	
	Wassertreten (Wtr)	+ +	
	Tautreten	+ +	
	Schneegehen	+ +	
	Oberkörper-waschung (Okw)	+	
	Unterkörper-waschung (Ukw)	+	
	Ganzwaschung (Gw)	+ +	
	Güsse	+ — + + +	
	Armbad (Ab) kalt	+	
	Wechselduschen	+ +	
Grippaler Infekt	ansteigendes Fußbad (aFb)	+ +	
	Halbbad (½b)	+ +	
	Dreiviertelbad (¾b)	+ + +	

INDIKATION	ANWENDUNG	REIZ-STÄRKE	BEMERKUNGEN EIG. NOTIZEN
	Vollbad (Vb) Zusatz: jeweils Thymian	+++	
Hämorrhoi-dalleiden	Sitzbad (Szb) warm Zuätze: Kamille, Eichenrinde, Zinnkraut Wechselsitzbad (WeSzb)	+ · +++	
Kreislauf-störungen	Wechselarmbad (WeAb) Wechselfußbad (WeFb) Wechselknieguß (WKn) Wechselarmguß (WAg)	+ + ++ ++	
Rheuma, entzünd-liches Stadium	Waschungen Wickel Zusatz: Quark Güsse	+ ++	je entzündlicher, desto kältere Anwendungen
Rheuma, nicht ent-zündlich	Heusack (Hs) warme Bäder und Teilbäder	+++ ++—+++	eher Wärme-zufuhr
Rücken-schmerzen (Ischialgie, Lumbalgie, Bandschei-benleiden)	Heusack (Hs) Dampfkompresse (DKr) Lumbalguß (Lg) Sitzbad (Szb) warm	+++ + +++ +	

INDIKATION	ANWENDUNG	REIZ-STÄRKE	BEMERKUNGEN EIG. NOTIZEN
	Dreiviertelbad (¾b) Zusatz: jeweils Heublume	+ + +	

Schlafstörungen

INDIKATION	ANWENDUNG	REIZ-STÄRKE	BEMERKUNGEN EIG. NOTIZEN
a) Ein-schlaf-störungen	Halbbad (½b) Zusatz: Melisse	+ +	Vorsicht: zu lange Bade-
	Lendenwickel (Lw)	+ +	dauer (über
	Wassertreten (Wtr)	+	10 Minuten) und zu hohe
	Unterkörper-waschung (Ukw)	+	Temperatur über 38 °C) ist ein-
	nasse Strümpfe	+	schlafstörend
b) Durch-schlaf-störungen	Unterkörper-waschung (Ukw)	+	auch wiederholt nachts ausführen
	Wechselknirguß (WKn)	+ +	
	Wechselschenkel-guß (WS)	+ +	
Sexuelle Dys-funktion	Wechselsitzbad (WeSzb)	+ + +	
	Halbbad (½b) kalt	+ +	
	Dreiviertelbad (¾b)	+ + +	
	Vollbad (Vb)	+ + +	
	Zusätze: Melisse, Baldrian		
Streß (Erschöp-fung)	Dreiviertelbad (¾b)	+ + +	Badedauer bis 10 Minuten
	Vollbad (Vb)	+ + +	Temperatur bis 38 °C
	Zusatz: jeweils Baldrian, Melisse		
	Sauna Halbbad (½b) kalt	+ +	

INDIKATION	ANWENDUNG	REIZ-STÄRKE	BEMERKUNGEN EIG. NOTIZEN
	Wechselschenkel-guß (WS)	+ +	
Vegetative Dystonie	Waschungen	+	
	Trockenbürsten (Trb)	+ +	
	Wassertreten (Wtr)	+ +	
	Taulaufen	+ +	
	Bäder		
	Zusätze: Melisse, Baldrian, Fichten-nadel		
	Luftbad	+	
	Sauna		

Stadien der arteriellen Durchblutungsstörungen
(Einteilung nach Fontaine)

Stadium I: Rasche Ermüdbarkeit der Extremitäten, Kältegefühl, Ameisenlaufen

Stadium II: Muskeldurchblutungsstörung, Wadenkrämpfe nach einer gewissen Gehstrecke, Claudicatio intermittens (=,,Schaufenster-Krankheit)

Stadium III: Ruhe- und Nachtschmerz, Hautdurchblutungsstörungen (ca. 15 Prozent der betroffenen Gliedmaßen müssen innerhalb von fünf Jahren amputiert werden!)

Stadium IV: Gewebsuntergang (Gangrän, Nekrosen): ca. 50 Prozent müssen innerhalb von fünf Jahren amputiert werden

Sie können nur eines behalten: Ihre gut durchbluteten Gliedmaßen oder ihre Zigaretten!

Schweregrade der Herzleistungsminderung
(Einteilung der NYHA = New York Heart Association)

Grad I: bei Herzkranken, die in Ruhe und unter Belastung ohne Beschwerden sind

Grad II: bei Herzkranken, deren Leistungsfähigkeit ab einer mittelschweren körperlichen Belastung eingeschränkt ist

Grad III: bei Herzkranken, deren Leistungsfähigkeit schon bei geringen Belastungen deutlich eingeschränkt ist, die in Ruhe jedoch keine Beschwerden haben

Grad IV: bei Herzkranken, die schon unter Ruhebedingungen Beschwerden haben

Strickanleitung für Kneipp-Strümpfe

Wegen anhaltender Schwierigkeiten, insbesondere beim Stricken der Ferse, wurde von den Autoren für dieses Kapitel Fremdhilfe in Anspruch genommen.

Material

— dünnes Leinengarn, weiß oder natur

— Nadelspiel Stärke 5

1. Bein

— erforderliche Maschenzahl aufnehmen

— bis zur Ferse rundstricken, 2 M re, 2 M li (Länge ca. 35 bis 40 cm)

2. Ferse

— Maschenzahl durch zwei teilen und eine Hälfte für den Fußrücken auf Hilfsnadeln aufheben

— mit der anderen Hälfte die Ferse ca. 6 cm hochstricken

— Maschenzahl durch drei teilen, die seitlichen Maschen auf Hilfsnadeln legen

— beim Weiterstricken der mittleren Maschen jeweils eine Masche von den Hilfsnadeln mit der letzten Masche der mittleren Maschen zusammenstricken

— wenn alle Maschen der Hilfsnadeln abgestrickt sind, werden die Randmaschen der eben gestrickten Ferse auf beiden Seiten auf je eine Nadel genommen

— weiter rundstricken, gegebenenfalls nach jeder 3. Reihe je eine Masche am li und re Knöchel abnehmen bis zur erforderlichen Breite

3. Spitze

— an der Außen- und Innenseite nach je drei Reihen zwei Maschen zusammenstricken, bis nur noch insgesamt acht Maschen übrig sind

— diese werden auf der linken Seite abgekettet

(Sissi)

ABKÜRZUNGEN

Waschungen

Okw	=	Oberkörperwaschung
Ukw	=	Unterkörperwaschung
Gw	=	Ganzwaschung
Lbw	=	Leibwaschung

Bäder

Vb	=	Vollbad
$^3/_4$b	=	Dreiviertelbad
$^1/_2$b	=	Halbbad
Szb	=	Sitzbad
Ab	=	Armbad
Fb	=	Fußbad
a$^1/_2$b	=	ansteigendes Halbbad
aSzb	=	ansteigendes Sitzbad
aAb	=	ansteigendes Armbad
AFb	=	ansteigendes Fußbad

Güsse

Kn	=	Kniealguß
S	=	Schenkelguß
U	=	Unterguß
R	=	Rückenguß
Ag	=	Armguß
Bg	=	Brustguß
O	=	Oberguß
Ng	=	Nackenguß
Kg	=	Kopfguß
V	=	Vollguß
Bl	=	Blitzguß
BlMaBd	=	Blitzgußmassagebad
Rhbl	=	Rückenheißblitz
WKn	=	Wechselknieguß
WS	=	Wechselschenkelguß
WU	=	Wechselunterguß
WR	=	Wechselrückenguß
WAg	=	Wechselarmguß
WBg	=	Wechselbrustguß
WO	=	Wechseloberguß
WNg	=	Wechselnackenguß
WKg	=	Wechselkopfguß
WV	=	Wechselvollguß
WBl	=	Wechselblitzguß

Wickel und Auflagen

Fw	=	Fußwickel
Ww	=	Wadenwickel
Aw	=	Armwickel
Handw	=	Handwickel
Bw	=	Brustwickel
Sh	=	Schal
Lw	=	Lendenwickel
Kw	=	Kurzwickel
Gwi	=	Ganzwickel
Hw	=	Halswickel
LAfl	=	Leibauflage
HKr	=	Herzkompresse
DKr	=	Dampfkompresse
Beinw	=	Beinwickel
Uw	=	Unterwickel
Gp	=	Ganzpackung

Dämpfe

Fd	=	Fußdampf
Ud	=	Unterleibsdampf
Kd	=	Kopfdampf
Od	=	Ohrendampf
Vd	=	Volldampf
Rd	=	Rückendampf

Verschiedenes

Essigw	=	Essigwasser
Fi	=	Fichtennadel
Ha	=	Haferstroh
Hbl	=	Heublumen
Hs	=	Heusack
Kam	=	Kamille
Mel	=	Melisse
Ros	=	Rosmarin
Zkr	=	Zinnkraut
Tpf	=	Topfen, Quark
TrbG	=	Ganztrockenbürstung
TrbO	=	Trockenbürstung Oberkörper
TrbU	=	Trockenbürstung Unterkörper
We	=	Wechsel-Bad oder -Guß
Wtr	=	Wassertreten

BEZUGSQUELLEN

Badezusätze

Bad Wörishofer Kräuterversandhaus
Alfred Schweiger
Postfach 205
D-8939 Bad Wörishofen

Dronania Naturheilmittel GmbH
Postfach 1244
D-8939 Bad Wörishofen

Kneipp-Heilmittel-Werk
Kneipp-Heilmittel-Zentrale
Steinbachtal 43
D-8700 Würzburg

Pino Pharma Präparate GmbH
Postfach
D-7290 Freudenstadt

Schröder & Co
Kur- und Naturheilmittel
Postfach 1617
D-8339 Bad Wörishofen

Dr. Schupp GmbH & Co.
Postfach 840
D-7290 Freudenstadt
(Versand: Rappen-Apotheke, Freudenstadt)

Spitzer GmbH Arzneimittelfabrik
Bunsenstraße 6—10
D-7505 Ettlingen

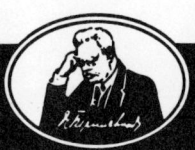
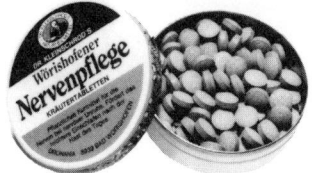
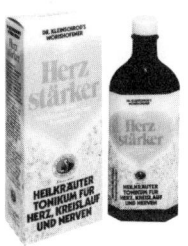
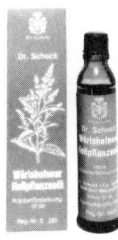
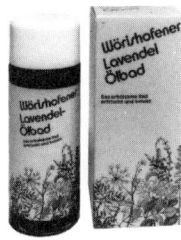

Gießrohre

Versandgeschäft M. Kostenbader
Postfach 1421
D-8339 Bad Wörishofen

Schröder & Co
Kur- und Naturheilmittel
Postfach 1617
D-8939 Bad Wörishofen

Heusäcke

Gebr. Haslauer
Moosstr. 136
A-5020 Salzburg

Kneipp-Heilmittel-Werk
Steinbachtal 43
D-8700 Würzburg

Wickel

Billerbeck Rheumalind-Traumalind GmbH
Spitzenstraße 28
D-5600 Wuppertal 22

Bad Wörishofer Kräuterversandhaus
Alfred Schweiger
Postfach 205
D-8939 Bad Wörishofen

Schröder & Co
Kur- und Naturheilmittel
Postfach 1617
D-8339 Bad Wörishofen

Deutsche Sporflex GmbH
Postfach 1448
D-7440 Nürtingen

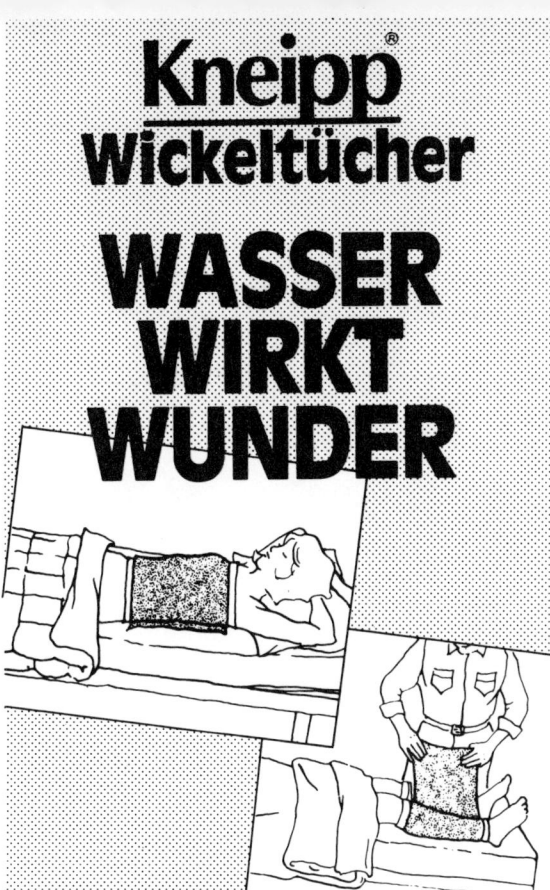

Wickelzusätze

Retterspitz GmbH
Postfach 47
D-8501 Schwaig 2

Wärmesegmente

Deutsche Sporflex GmbH
Postfach 1448
D-7440 Nürtingen